改变世界的
中国科技力量

生物医药

中国科学技术馆 / 编著

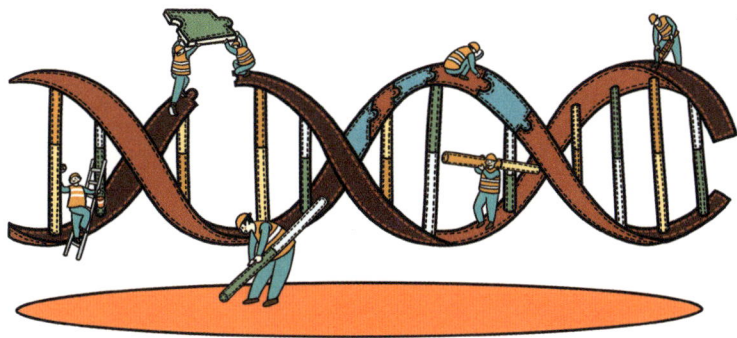

化学工业出版社
·北京·

图书在版编目（CIP）数据

生物医药 / 中国科学技术馆编著 . -- 北京 ：化学
工业出版社，2025. 4. --（改变世界的中国科技力量）.
ISBN 978-7-122-47376-9

Ⅰ. R318-49

中国国家版本馆 CIP 数据核字第 2025VR0712 号

责任编辑：龙　婧　徐华颖　　　文字编辑：赵阿丽　师明远　　　　　插画：刘　伟
责任校对：宋　玮　　　　　　　装帧设计：史利平

出版发行：化学工业出版社（北京市东城区青年湖南街 13 号　邮政编码 100011）
印　　装：中煤（北京）印务有限公司
710mm×1000mm　1/16　印张 8¼　字数 66 千字　2025 年 10 月北京第 1 版第 1 次印刷

购书咨询：010-64518888　　　　　　　　售后服务：010-64518899
网　　址：http://www.cip.com.cn
凡购买本书，如有缺损质量问题，本社销售中心负责调换。

定　　价：58.00 元

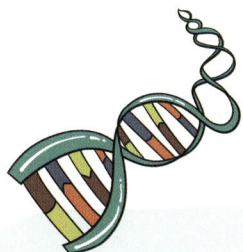

"改变世界的中国科技力量"丛书编委会

《生物医药》编写人员

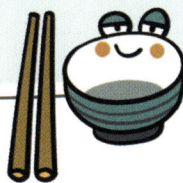

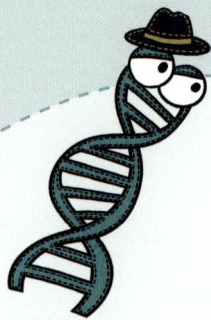

序·言

  科技是国家强盛之基，创新是民族进步之魂。从新中国成立初期的科技奠基，到如今在全球科技舞台上崭露头角并成为具有重要影响力的科技大国，中国科技事业的每一步跨越，都凝聚着几代科研工作者的心血与智慧。为了让青少年真正读懂中国科技的发展脉络，感受创新背后的力量，激发他们对科学的热爱与探索热情，中国科学技术馆精心策划并编写了这套"改变世界的中国科技力量"科普丛书。

  这套书是一扇"动态生长"的科技窗口——它不设固定的内容边界，将始终紧跟中国科技的创新步伐，把每一个新领域的突破、每一项新技术的成熟，及时纳入其中。无论是已聚焦的卫星导航、载人航天等领域的标志性成果，还是未来将解锁的更多前沿方向，我们都希望通过"讲清科技原理"与"展现实践价值"的结合，让青少年走近科技：从北斗导航如何为全球提供精准定位服务，到蛟龙号深潜深海时克服的技术难题；从生物医药攻关如何守护大众健康，到新能源技术怎样推动绿色发展转型……这些内容不仅源于中国科技的真实实践，更试图连接青少年的学习与生活，让他们明白科技不是遥远的"专业术语"，而是能切实改变世界、改善生活的创造力。

  为了让这份"科技对话"更有温度、更具深度，我们联合了各领域的权威专家与资深科普工作者：专家团队以严谨的学科素养把控内容的科学性，确保每一个知识点都经得起推敲；科普工作者则用启发式的语言、生动写实的插图，打破"纸上谈兵"的局限，让晦涩的前沿知识变得可感可知。

  同时，我们还为这套书的难点内容配套了讲解视频，以二维码链接的形式呈现在书中，读者扫码即可"走进"科技馆，直观感受科技的神奇，进一步加深对知识的理解与记忆。我们始终相信，科普不该是静态的知识传递，而应是互动式的探索引导，策划这套书的初心，便是为青少年搭建这样一个"可触摸、可思考"的科技平台。

我们期待，这套书能成为青少年了解中国科技创新的桥梁：当他们读到科研工作者攻坚克难的故事时，能感受到自立自强的精神力量；当他们理解某项技术如何从设想变为现实时，能激发探索未知的好奇心。或许今天，他们是在书中解锁科技知识的读者；未来，他们会成为投身科技实践、为中国科技添砖加瓦的创造者。

最后，衷心感谢每一位参与丛书编写的专家与科普工作者——是你们的专业与用心，让这份"科技邀约"得以落地；也感谢化学工业出版社的鼎力支持，让这套书能顺利与读者见面。

现在，不妨翻开书页，一起走进中国科技的世界，见证那些改变世界的中国科技力量，也期待大家与我们一同迎接更多未来的科技惊喜。

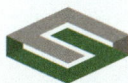

中国科学技术馆
CHINA SCIENCE AND TECHNOLOGY MUSEUM

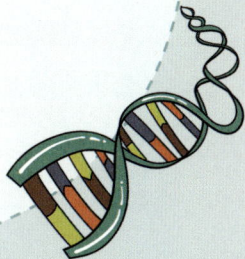

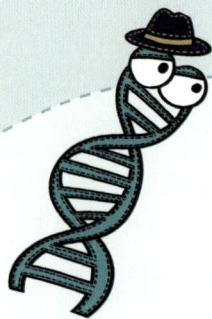

前·言

从《黄帝内经》的千年智慧到基因编辑的精准突破，从青蒿素的全球救赎到新冠疫苗的火速研发，中国生物医药领域的发展历程，既是一部科技创新的奋斗史诗，更是一曲守护人类健康的生命赞歌。这份目录凝聚着智慧与汗水，字里行间跃动着中国医者的仁心仁术，彰显着东方智慧与现代科技的深度融合，见证着中国以生命科学突破为人类健康事业贡献力量的坚定步伐。

中医药作为中华民族的瑰宝，在传承中不断焕发新生。摸脉诊病蕴含着中医"整体观"与"辨证论治"的哲学思想，是中华文明对生命规律的深刻洞察。疫情期间，中医药成为"定心丸"，"三药三方"的显著成效让世界看到传统医学与现代临床的完美结合。国家级非物质文化遗产五禽戏传递"治未病"理念，成为中华文化走向世界的鲜活载体。中医药正以开放包容的姿态，为全球健康治理注入东方智慧。

疫苗研发彰显中国生物医药科技的硬核实力。脊髓灰质炎糖丸让无数儿童远离致残风险，承载着科研工作者的坚守。全球首个手足口病疫苗填补国际空白，为亿万儿童筑起免疫屏障，标志着中国在疫苗研发领域从跟跑到领跑。面对传染病威胁，中国始终走在前沿：先进疫苗技术不断迭代，从灭活疫苗到mRNA疫苗，每一次突破都凝聚心血。免疫系统的"记忆能力"被充分利用，疫苗激发人体免疫反应，筑牢健康防线。中国在预防医学领域的成就，通过技术输出与国际合作，为全球传染病防控贡献力量。

在慢性病与癌症防治领域，中国科研者不断攻克难题。慢性病成为健康主要杀手，中国在研究其危险因素、寻找防治方法方面成果显著。"慢性病的四大天敌"理念将科学饮食、适度运动等相结合，提供系统方案；"共病同治"体现中医与现代医学融合，让治疗更精准。癌症研究中，从厘清基础认知到探索癌基因与抑癌基因机制，科学家不断揭开癌症面纱。治疗方法从传统手术发展到靶向、免疫、基因治疗等先进技术，提升患者生存率，推动全球癌症研究进程。

药物研发与基因科技彰显中国原创能力与国际影响力。青蒿素成为治疗疟疾的"救命药"，挽救数百万生命，这一诺贝尔级成果让中医药现代价值获世界认可。中国建立完善药物研发体系，临床试验严格规范，确保患者用上放心药。基因科技领域成果丰硕：DNA与遗传研究深入，基因改变原因逐步阐明，为精准医疗奠基；克隆技术、人工牛胰岛素诞生，标志生物技术从无到有突破，在全球生命科学版图中占据重要地位。

"绿水青山就是金山银山"揭示生态与健康的辩证关系。PM2.5与臭氧对健康的影响推动环境治理与健康防护协同发展；"利用光控制血糖"等研究开辟健康管理新路径。中国正以系统思维构建全方位健康保障体系。

回首过往，每项突破都镌刻着科研者的执着；展望未来，中国必将在生命科学领域取得更多原创成果。正如目录所言："道路是正确的，成功就不远了。"中国正以坚定步伐，书写改变世界的东方传奇。

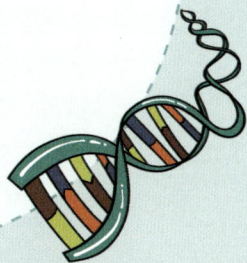

目·录

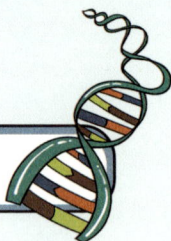

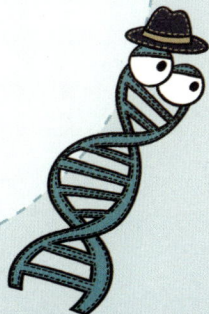

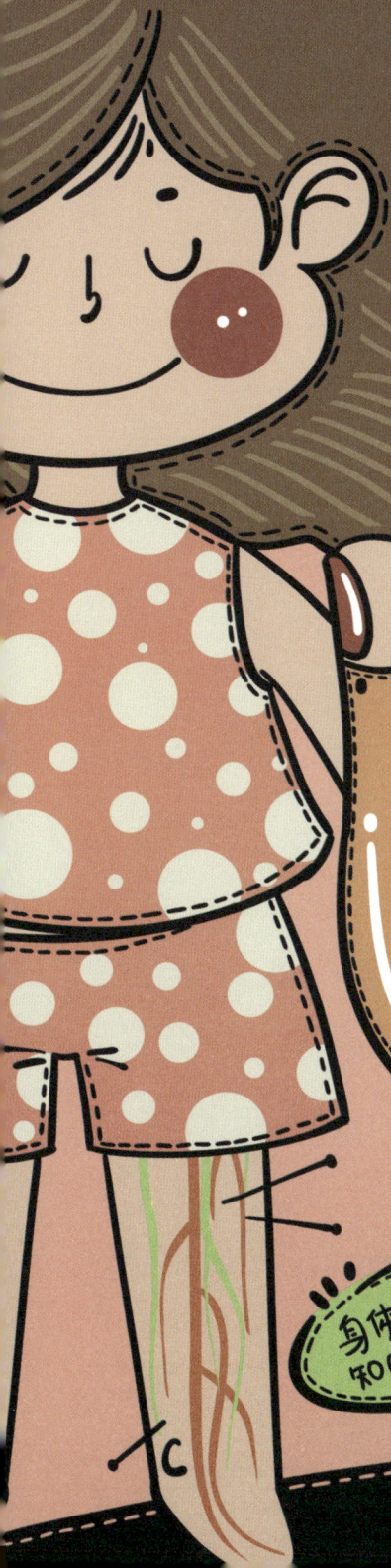

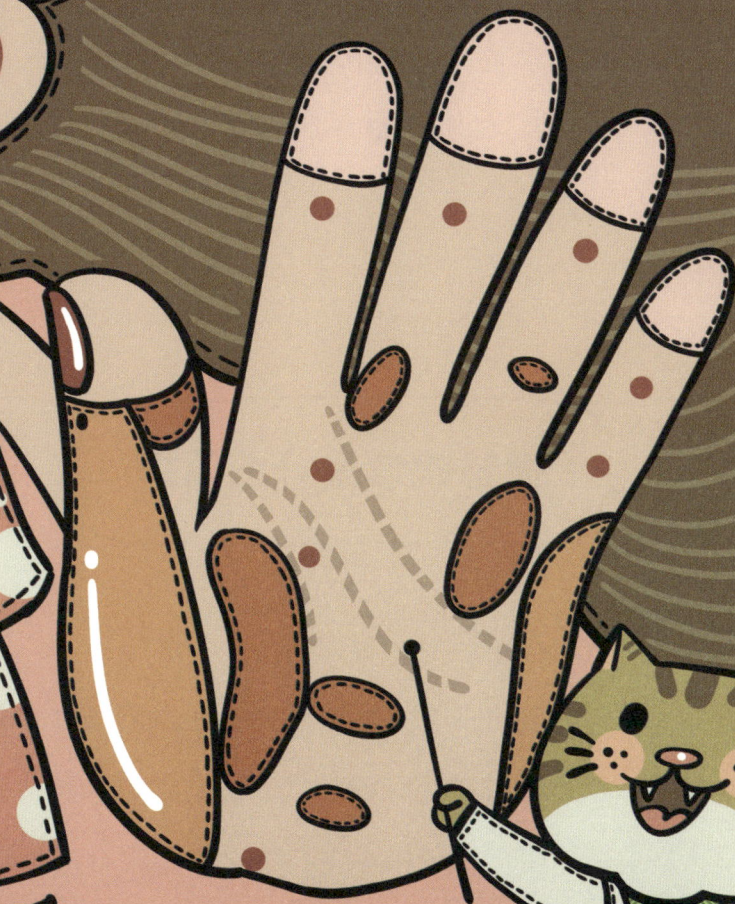

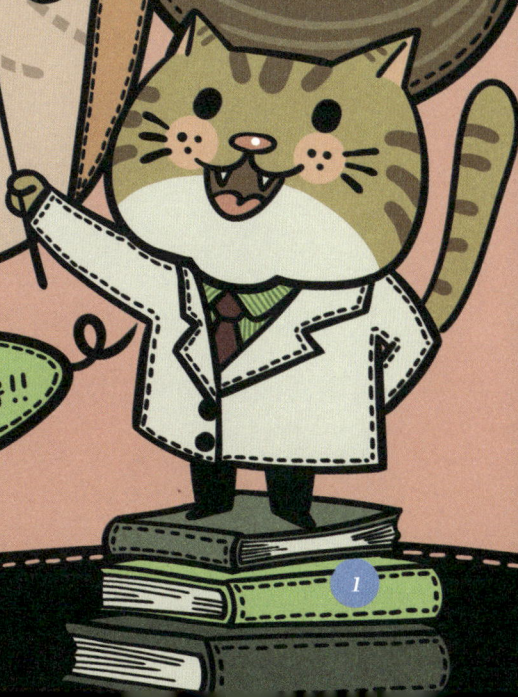

在东京奥运会上，有些游泳选手身上的"深色圆形印痕"被称为神秘的"东方力量"。这些印痕是如何产生的呢？其实，这是一种通过制造负压，造成被拔部位的皮肤出现瘀血现象，从而调动人体修复功能的治疗方法，叫拔罐。这种治疗方法属于中国传统中医药学的一部分。

中华文明源远流长。是谁在漫长的岁月中保佑中华民族的健康呢？是传统中医药。她凝聚着哲学智慧和几千年的实践经验，还能随着时代的发展，用不同的方法保护我们的健康。让我们来了解一下传统中医药吧。

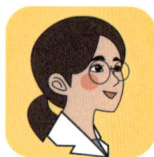

摸脉确诊是什么原理

熟悉《西游记》的同学一定记得悬丝诊脉的情节：孙悟空将金线系在国王手腕上感知脉象，诊断病情。此情节虽属于文学创作，但通过摸脉来获取身体信息，是中医诊断疾病的独特方法。

摸脉是指医生用三根手指（无名指、中指和食指）触摸患者手腕横纹处桡（ráo）动脉的搏动。中医称这个部位为寸口。摸脉属于中医四诊中的"切诊"。中医诊断疾病需要"望、闻、问、切"，四诊合参，了解疾病全貌，从而做出合理诊断。

中医脉象一般有 28 种，常见的有浮脉、滑脉和弦脉等。浮脉指"轻取即得，如水上漂木"，感冒的时候可以摸到。滑脉指"往来流利，如珠滚玉盘"，就像珠子在盘子里滚动，女性在月经前后，或者在怀孕后，可以摸到。弦脉指"如按琴弦"，在疼痛或者生气的时候可以摸到。

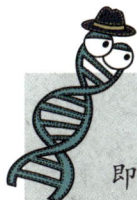

中医四诊

即：望、闻、问、切。望，是指观察患者的神、色、形、态。闻，是指听患者发出的声音和闻气味。问，是指询问病史和病情变化。切，是指摸脉和触诊。

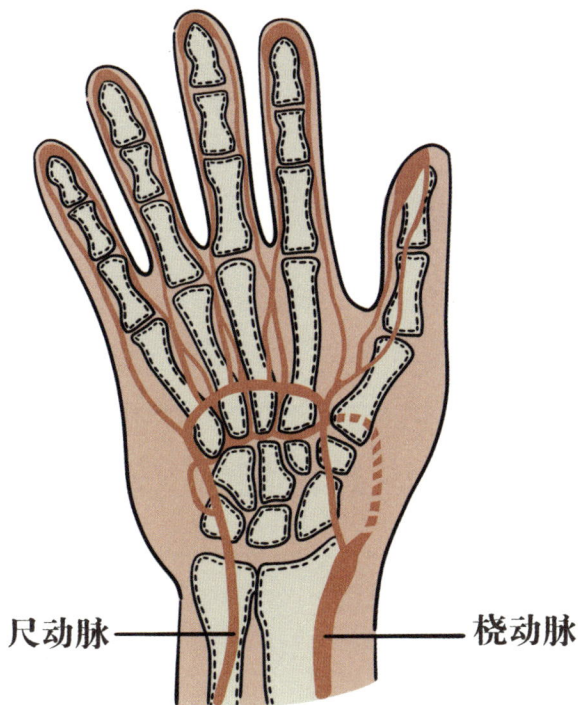

尺动脉　　　　桡动脉

桡动脉图

摸脉既是临床经验总结，也有一定的科学内涵。科学家们发明了脉诊仪，通过仪器设备采集脉搏信息，将脉诊结果以客观的形式呈现，为未来通过互联网进行疾病诊治奠定了基础。

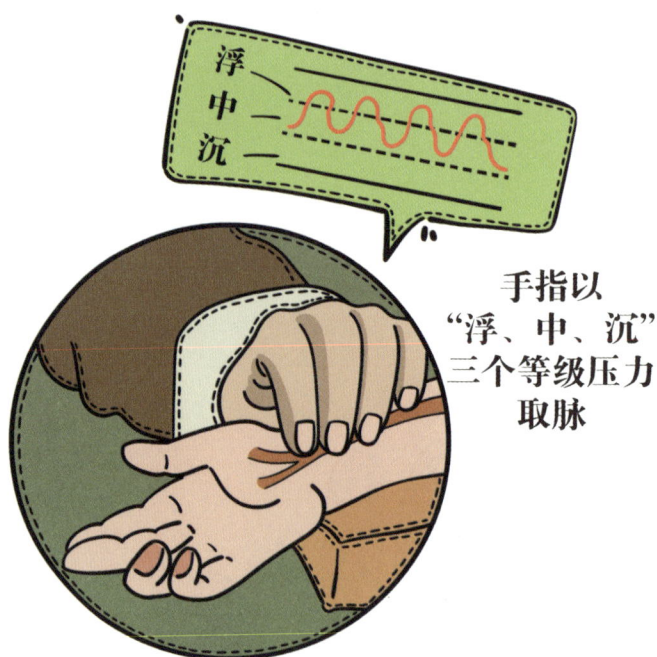

浮
中
沉

手指以"浮、中、沉"三个等级压力取脉

摸脉图

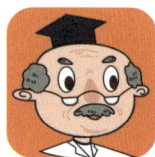

中医药应对疫情的"定心丸"

2020年初，新型冠状病毒感染疫情暴发。在没有特效药的情况下，国家卫健委推出了中医治疗方案"三药三方"。其中就包括当时一药难求的连花清瘟胶囊。该胶囊的组成参考了《伤寒杂病论》中的"麻杏石甘汤"和《温病条辨》中的"银翘散"，又根据实际情况重新进行了配伍。

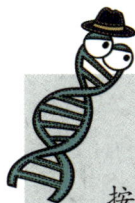

配伍原理之君臣佐使

按照药物在方剂中所起的作用分为君药、臣药、佐药、使药，称之为君、臣、佐、使。就像战队，有领队，有主攻，有助攻，有的负责引路和联络。

医圣张仲景创立的"麻杏石甘汤"，用辛凉宣泄、清肺平喘的方法，在东汉末年的大瘟疫流行中救百姓于水火。清代的名医吴鞠通创立了"银翘散"，通过疏散风热让瘟疫邪气散去。

现代研究初步表明，这些中药方剂中的有效成分具有广谱抗病毒、抗炎、止咳、化痰、增强免疫功能的作用，能够很好地抑制拮抗病毒。可见，即便在 21 世纪的今天，人们面对病毒束手无策的时候，中医药依旧是大家的定心丸。

同学们去药店会发现有一面墙，墙上几百个小抽屉，里面装着不同的中药材，抽屉外面标有中药名称，这叫作中药抽斗。中医用"四气五味"对中药特点进行描述。四气是指药物有寒、热、温、凉四种不同的药性，又称四性。五味是指药物有酸、苦、甘、辛、咸五种不同的药味。

当你感冒、咳嗽、闹肚子时，父母可能会买一些中药，放在杯子里，让你们用热水泡着喝，比如胖大海、菊花、薄荷和黄芪等。最神奇的是，不同的人，即便症状相似，喝的中药也不同，一人一方，这就叫辨证论治。

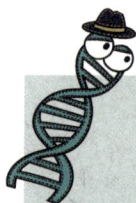

辨证论治

辨证论治是中医的一种治疗理念。把患者的病情和身体状况进行综合考虑，然后决定用什么样的药物和治疗方案。

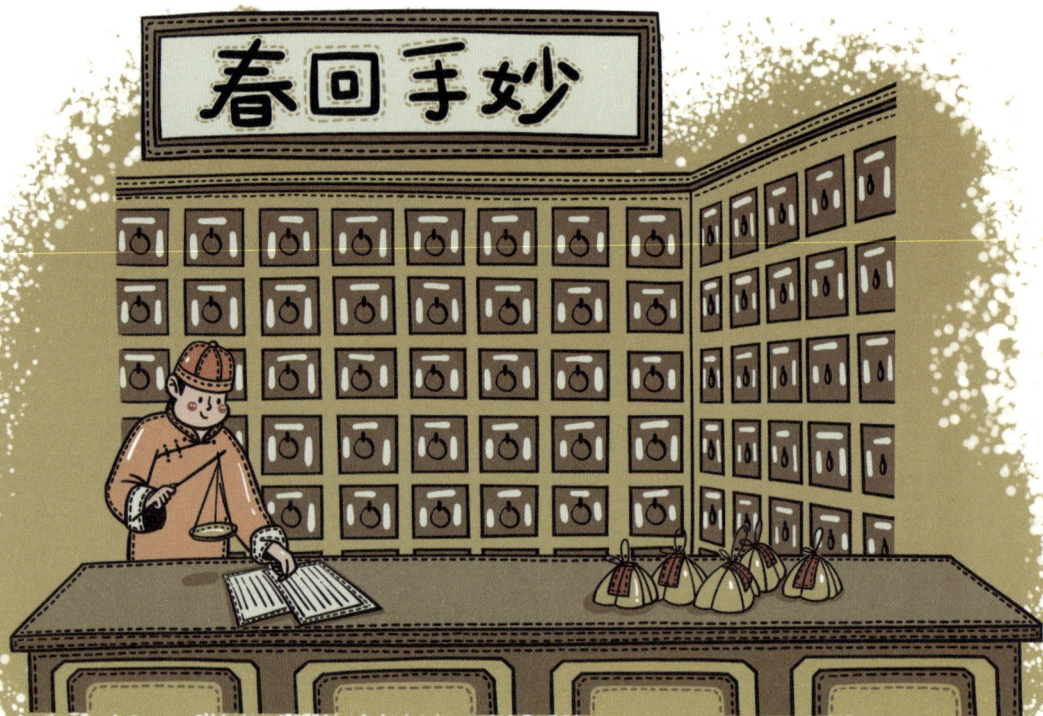

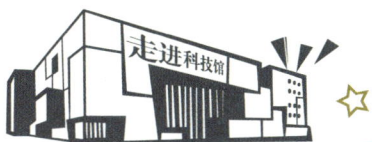

古代药铺

中草药材种类繁多、成千上万，常用的也有数百种，而一个中药方常常含有 3 ～ 20 种中药材，如此说来中医取药时岂不是很麻烦？那么中药师到底是如何既快速又准确地抓药的呢？

"古代药铺"展品展示了晚清至民国时期常见的中药药局，柜台内最显眼的摆设莫过于几乎占满墙面的那一排柜子——中药抽斗。中药抽斗有着"平视观上斗，展手及边沿"的特点，十分方便抓取。尽管已经有了充分的存放空间，但中药品种繁多，且质地坚松不一、用量多少不同、药性又各有区别，单就饮片来说就存在有的形状相似，有的名称易混，有的有毒性等问题。为了将这些品质各异、种类不同的中药饮片合理有序地存放，中药业根据多年的实践经验总结归纳了"斗谱"，用以解决一组中药抽斗中各斗及斗内前后各格药材存放的问题。各家药店斗谱的编排也不完全相同，但其目的一致，即便于调剂操作、减轻劳动强度、避免差错、提高调剂质量、保证患者用药安全等。可见古代药铺中药材的存放，也蕴含着古人收纳的智慧。

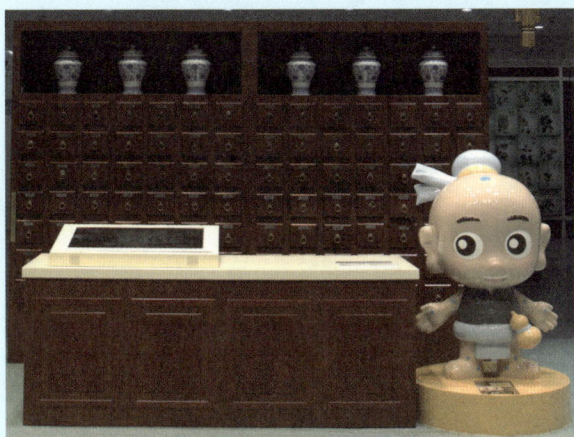

良药苦口，但若怕药苦，中医还有非药物疗法。同学们都学过眼保健操。眼保健操的实质是按摩穴位。我们依次通过按揉眼睛周围的攒竹穴、睛明穴、四白穴和太阳穴来疏通眼部的气血。然后按揉颈后的风池穴，提升眼睛和大脑的血液供应。最后按揉耳垂，通过刺激耳穴反射区来促进头面部的气血运行。

　　现代科学证明，对穴位的刺激可以从外周神经传入中枢神经，从而有利于生物活性介质的释放，促进血液循环，改善免疫系统和各脏器组织功能，达到防治疾病的目的。

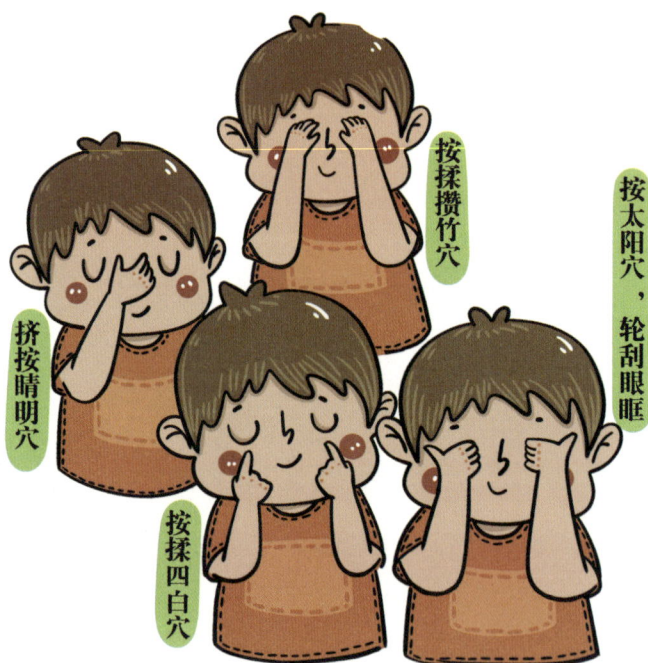

按揉攒竹穴

按太阳穴，轮刮眼眶

挤按睛明穴

按揉四白穴

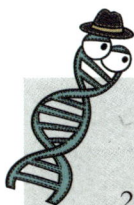

2022年10月，英国国家卫生与临床优化研究所发布了新版骨关节炎指南，其中采纳了北京中医药大学刘存志教授团队的高质量临床研究证据，认定电针疗法兼具临床效益与成本效益，并给予了弱推荐。刘存志教授团队的贡献不仅为针灸在治疗膝骨关节炎方面的有效性提供了坚实的科学依据，也彰显了中国针灸临床研究在国际舞台上日益广泛的认可与赞誉，有力推动了针灸的现代化与国际化进程。

2023年5月，《美国国家科学院院刊》首次刊发了中国中医科学院黄璐琦院士团队与中国科学院微生物研究所高福院士团队的联合研究成果，该成果聚焦于中药复方在新型冠状病毒感染治疗中的应用与效果。这一举措标志着利用科学方法阐释中药疗效及优势的努力正逐步获得国际医学界的广泛认可与肯定。

中医认为人体存在着14条经络和361个穴位。按摩通过经络和穴位发挥作用。一年有365天，人体有361个穴位，这是巧合吗？有人认为这恰恰体现了中医药理论中的"天人相应"思想，即自然界与人是一个整体，二者之间存在密切的联系与互动。

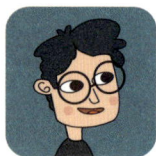

"流水不腐,户枢不蠹"的意思是"流动的水不会腐臭,经常转动的门轴不会被虫蛀",比喻经常运动的重要性。现代人流行去健身房锻炼身体,预防疾病。其实我们的祖先更聪明,他们通过观察和模仿虎、鹿、猿、熊、鸟的形象动作,编创出一套健身功法,叫五禽戏。

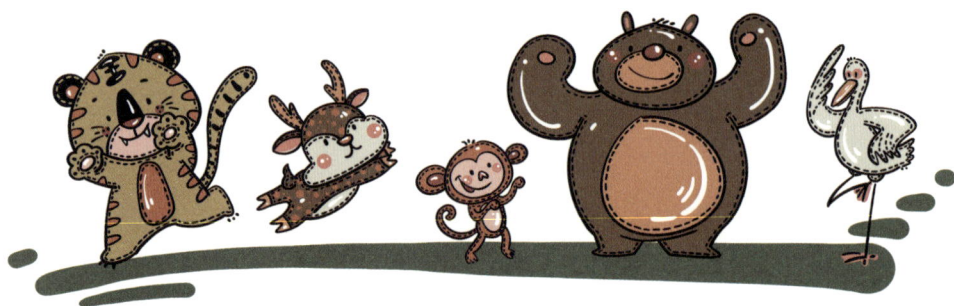

现代医学研究证明,五禽戏不仅能够舒展肌肉和关节,还能提高肺与心脏功能,促进组织器官的发育。现在的专家

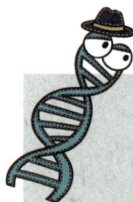

养生

养生,即养护生命,就是指通过健康的生活方式和习惯,保持身体和心理健康。

们又编排了适合青少年的趣味版"五禽戏",更加适合青少年的生长发育,同学们可以学习一下。

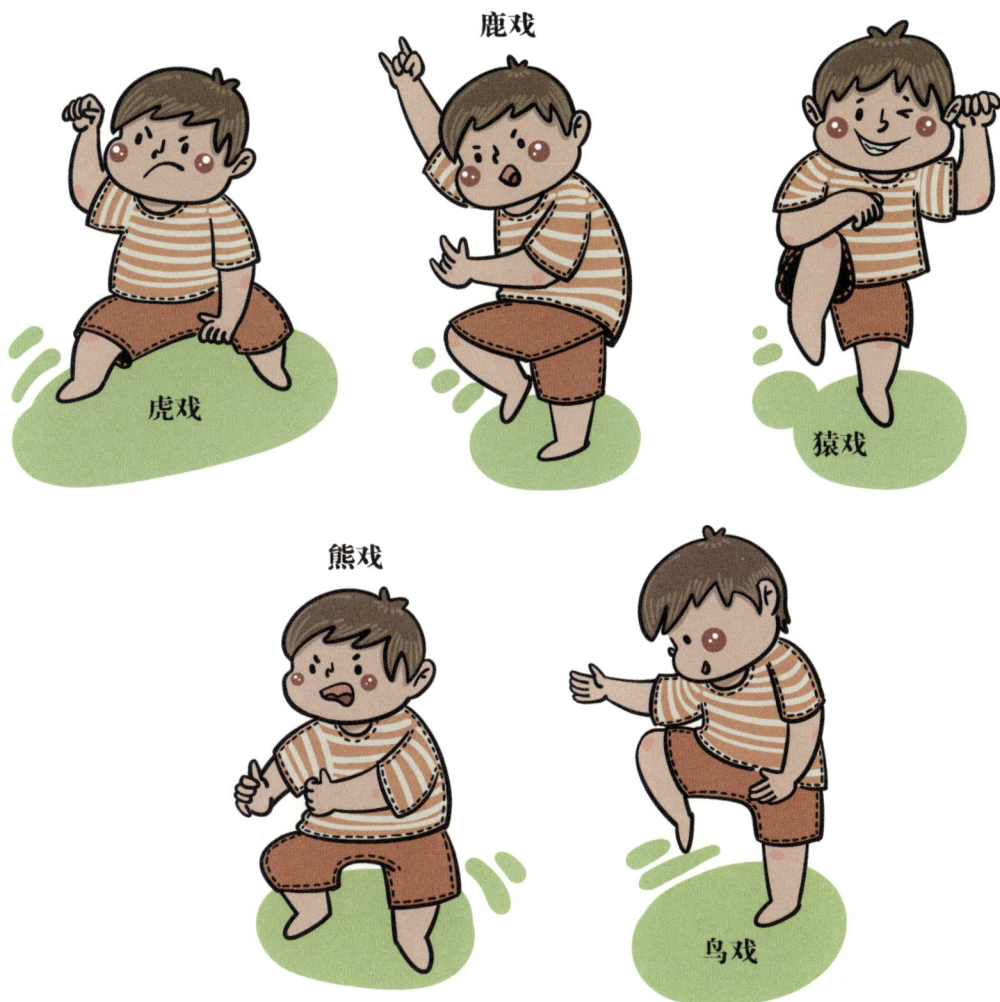

鹿戏

虎戏

猿戏

熊戏

鸟戏

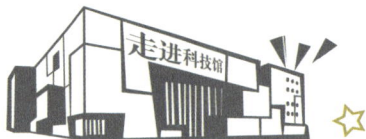

五禽戏

五禽戏是中国汉代医学家华佗在前人基础上创造的，是我国流传年代最为久远的仿生健身导引术。

五禽指虎、鹿、猿、熊、鸟，五禽戏由模仿这五种动物的五组动作组成。踩动展品前方代表不同动物的踏板，可以跟随视频学习相应的动作。虎戏动作威猛，有助于增强整体力量；鹿戏动作优雅，有助于提高身体的柔韧性和协调性；猿戏动作灵巧，有助于提高手脚的敏捷性和灵活性；熊戏动作沉稳，有助于增强身体的稳定性；鸟戏动作轻盈，有助于改善呼吸。练习五禽戏不仅使人体的肌肉和关节得以舒展，而且有益于改善心肺功能，具有很好的强身健体功效。

五禽戏在中国有着悠久的历史，体现了我国古人对身体强健的探索与追求，更反映了我国古代人与自然紧密融合、和谐共生的天人合一的哲学思想。2011年，五禽戏被列为国家级非物质文化遗产，是中华优秀传统文化的重要组成部分。

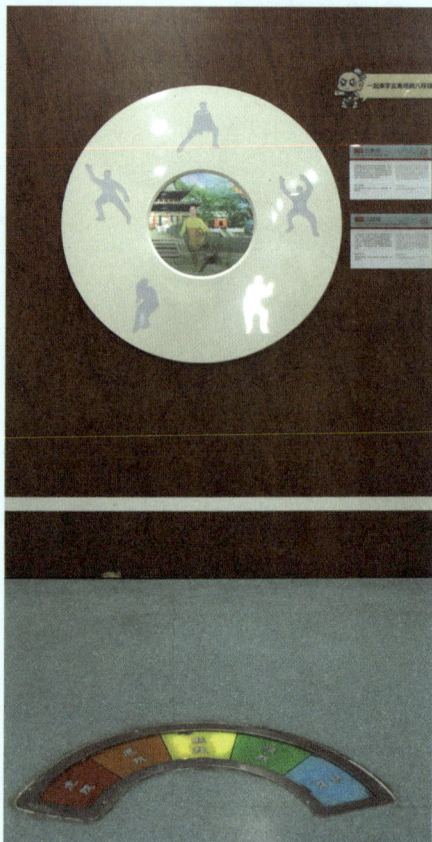

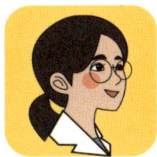

"三药三方"的国际影响

2020 年初，新型冠状病毒感染疫情全面暴发，全人类的生命和健康面临严重威胁。在这场没有硝烟的战斗中，中医药的独特优势和重要作用得到了展现。中医专家经过认真研究和慎重选择，筛选出的有效方剂"三药三方"发挥了重要的作用。"三药"即金花清感颗粒、连花清瘟颗粒和胶囊、血必净注射液；"三方"是指清肺排毒汤、化湿败毒方、宣肺败毒方 3 个方剂，其中清肺排毒汤是基于《伤寒论》的多个经典方剂融合而成的。

2023 年 5 月，《美国国家科学院院刊》首次发表了中国团队关于中药复方防治新冠病毒感染的研究成果。这意味着中药疗效和优势正得到国际医学界的认可。

而这种认可并非偶然。近年来，我国科学家已经在《自然》《自然·通讯》《美国医学会杂志》分别发表了多篇关于针刺治疗和中药治疗的研究，中医药的成果越来越得到全世界的广泛赞誉。

预防传染病取得的成就

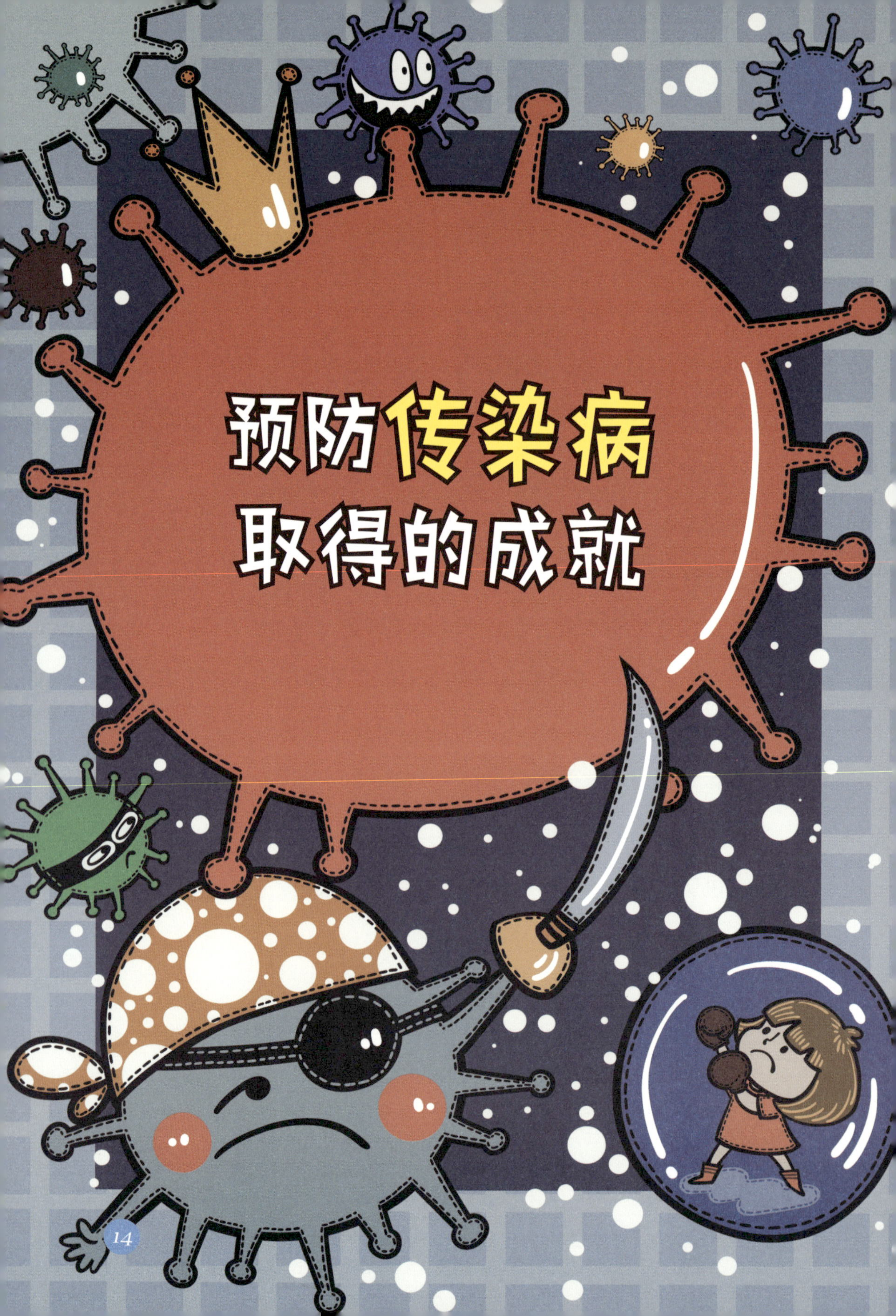

同学们在学校活动，难免磕磕碰碰。如果没有及时给伤口消毒，就很有可能会被细菌感染。感染是指病原体从外部侵入人体，是一个单向的过程。如果病原体侵入人体后，从一个人身上又传播到另一个人身上呢？聪明的你猜对了，这叫传染。

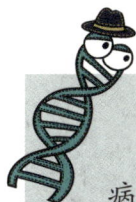

感染不一定会传播给他人，病原体进入人体，可能会被有效抵抗，不引起疾病。而传染可以通过飞沫、血液、接触等方式传播，通常会引起疾病。如果传染的过程非常快，就是一种流行病了。

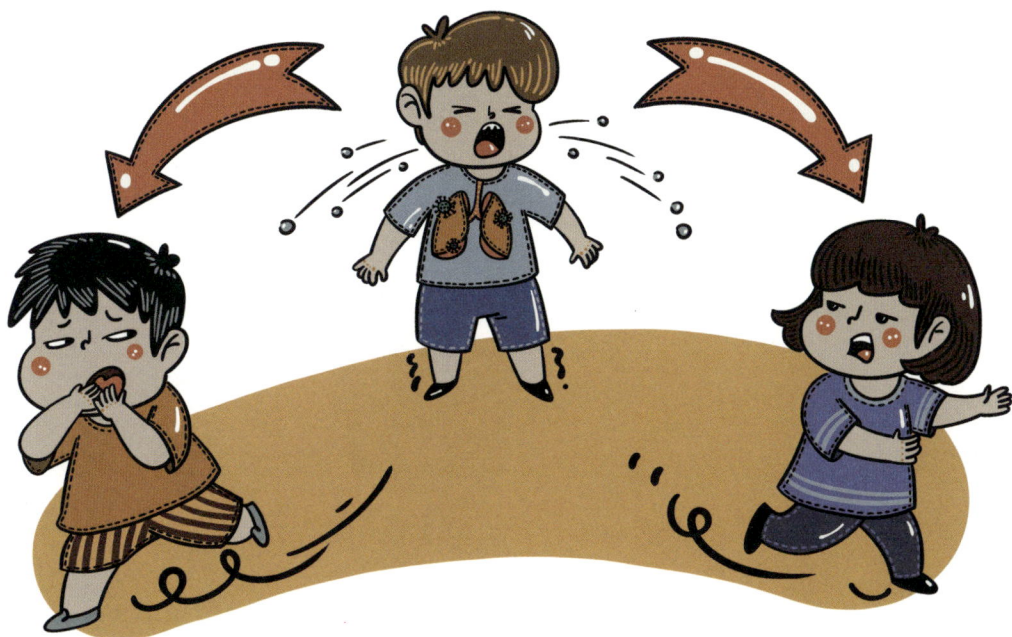

病原体

病原体是导致我们生病的细菌、病毒、真菌和寄生虫等微生物。它们可以从一个人的身体传播到另一个人的身体，可以通过空气、水、食物等途径传播。

有一种 RNA 病毒，结构非常简单，只有一个蛋白质外壳和包裹在内部的遗传物质 RNA。它没有代谢功能，没有独立生存能力，也没有独立自我复制能力，因此它需要寄生在宿主的细胞里完成自我复制。它需要尽可能地传播感染细胞，才能达到生存的目的。

这种病毒主要通过飞沫传播，当被感染的人咳嗽或打喷嚏时，病毒会随着呼吸道里面的分泌物传播给周围的人。病毒主要攻击人体的呼吸道和肺部。患者会出现咳嗽、呼吸困难等症状，甚至危及生命。

前面提到的 RNA，中文名字叫作核糖核酸；而 DNA 叫作脱氧核糖核酸。核糖核酸和脱氧核糖核酸都属于核酸。核酸是由许多核苷酸聚合而成的生物大分子化合物，是生命的最基本物质之一。RNA 是由四种核糖核苷酸组合而成的长条单链状分子。不同的核糖核苷酸排列序列构成了不一样的 RNA。上海市公共卫生临床中心全球最早公布的新型冠状病毒全基因组序列表明，其基因组序列全长 29903 个核糖核苷酸。

新型冠状病毒肆虐期间，我们都经历了"核酸检测"。这个过程其实就是通过检测 RNA，来判断我们是否感染了新型冠状病毒。首先采集样本，之后提取样本中的 RNA。RNA 为单链结构，容易降解，因此要使用逆转录技术生成单链 cDNA，再形成更稳定的双链 cDNA。然后通过 PCR 扩增技术，以 cDNA 某一高度保守基因序列区域为检测靶标（例如中国疾病预防控制中心推荐选用的靶标：核壳蛋白 N 基因区域，全长 99 个碱基对）进行扩增，使这段靶标数量呈指数级增加。扩增的同时产生强度与靶标数量相对应的荧光信号。通过检测荧光信号来确定样本中是否有病毒核酸。

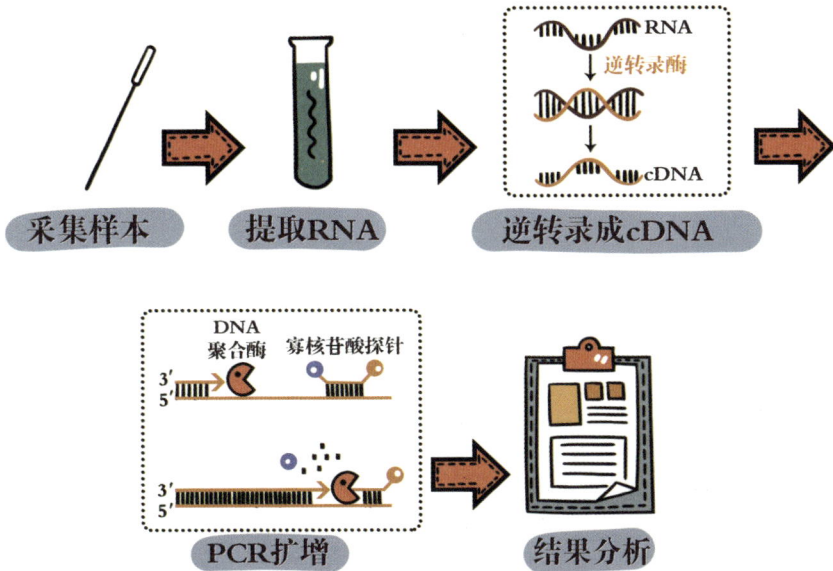

采集样本　　　提取RNA　　　逆转录成cDNA

PCR扩增　　　结果分析

无论是大朋友还是小朋友，在采样的时候都可能被"捅"嗓子或者鼻腔。从口腔进入叫作口咽拭子，从鼻腔进入叫作鼻咽拭子。从名称看出，最终都是要到达咽部，只是口咽与鼻咽的位置稍有不同，这两种方法采集的都是咽部黏膜的分泌物。有研究表明，由咽部生理结构所决定，鼻咽处更容易富集病毒，可能更适合做核酸检测；但从舒适度来看，鼻咽拭子可能会比口咽拭子难受一些。口咽拭子能在直视下操作，更加便捷安全，但口咽拭子可能会因为某些因素（如恶心呕吐），使采样不规范，进而出现结果不准确的情况。总之，两种采样方法各有利弊。

从准确率上来看，两者之间不会有太大的差别。但是如果被检测者来自中风险地区或者高风险地区，而且还有接触史或临床症状，那么在进行口咽拭子检测后，可再进行鼻咽拭子检测，这样可以提高检测的准确率。

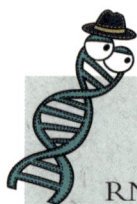

RNA 病毒

RNA 病毒是一种以核糖核酸为遗传物质的病毒。RNA 病毒的复制过程有自我复制和逆转录两种方式，复制过程中，其错误修复机制的酶的活性很低，所以其变异很快。

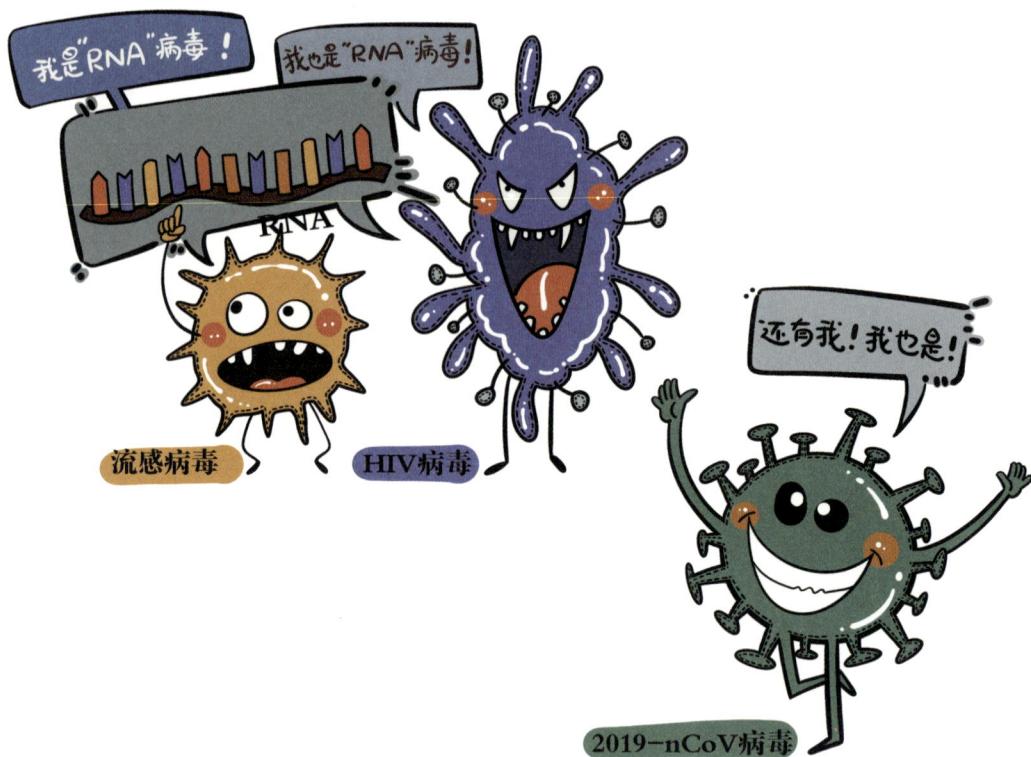

我是"RNA"病毒！

我也是"RNA"病毒！

RNA

还有我！我也是！

流感病毒

HIV病毒

2019-nCoV病毒

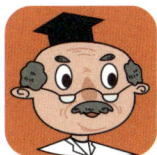

传染病里谁最毒？

小学干部级别分一道杠、二道杠和三道杠，传染病的圈子也是分档次的。《中华人民共和国传染病防治法》根据病原体传播速度、危害程度和采取的监管措施对传染病进行了分类，分为甲类、乙类和丙类。

2020 年国家卫生健康委员会将新型冠状病毒感染的肺炎纳入乙类传染病，并按照甲类进行管理。由此可见国家对此病毒感染的重视。另外，还有三种传染病虽然属于乙类，但是要按照甲类进行管理。其中包括我们熟知的传染性非典型肺炎。

"非典"是传染性非典型肺炎的俗称，是由 SARS 冠状病毒（SARS-CoV）引起的一种有明显传染性、可累及多个器官的特殊肺炎。世界卫生组织在 2003 年 3 月将其命名为严重急性呼吸综合征（severe acute respiratory syndrome，SARS）。2002 年底"非典"开始传播，然后席卷全球，2003 年 7 月世界卫生组织宣布其结束。

为什么"非典"不到一年就消失了，而新型冠状病毒却肆虐了好几年呢？让我们来比较一下吧：

首先，SARS 病毒也是一种冠状病毒。新型冠状病毒与 SARS

病毒的基因相似度为 79.5%。两者无论是从传播途径，还是致病机制上都有相似之处。它们都是通过细胞表面的受体进入，感染的部位也都是呼吸系统。病毒在寒冷的环境中更容易生存，两种病毒都是在寒冷的冬季暴发。

接下来谈谈区别，概括来说是"SARS 很凶猛，新冠病毒很狡猾"。SARS 的潜伏期短（2~3 天），感染后会出现发热、咳嗽等症状。全球病例的平均致死率约为 10%，这对于感染者来说很残酷，却也延缓了病毒的传播速度。因为在传播之前，患者就被隔离或者去世。而新型冠状病毒感染的潜伏期约为 6 天，在潜伏期就表现出较强的感染性，而症状可能仅仅有低热和咳嗽，容易被忽略，因此感染他人的概率很高。不过新型冠状病毒的毒性没

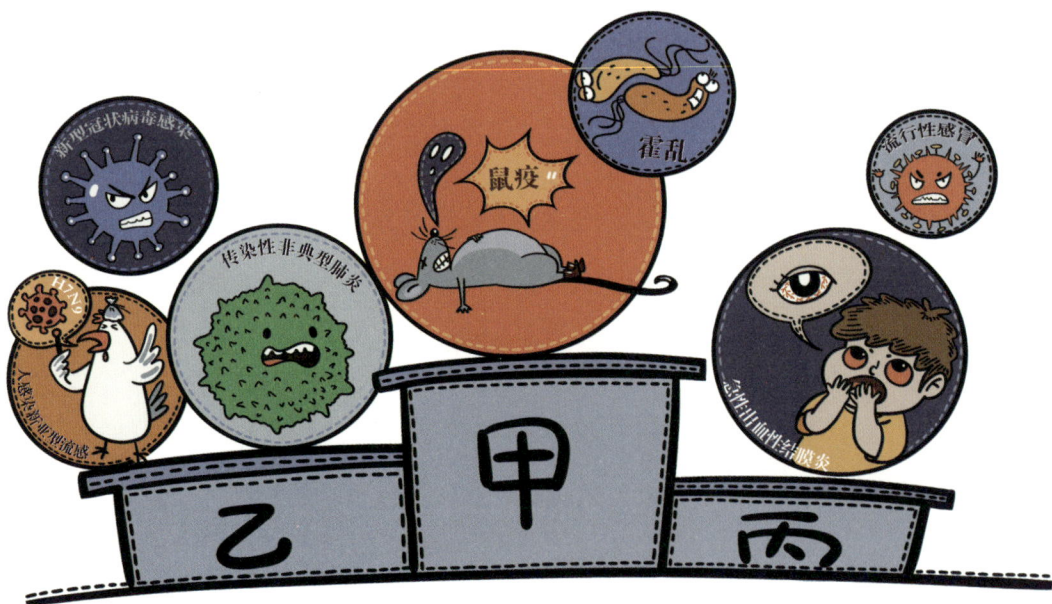

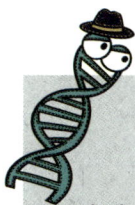

有SARS强，重症和死亡率明显低于SARS。世界卫生组织曾表示，新型冠状病毒的全球平均致死率约为3.4%，而在中国只有不到1%。前面我们了解到RNA病毒容易变异，感染的人越多，就越容易发生变异，变异出更多感染能力强的新毒株。当然，毒性也会越来越弱。最终，2022年12月26日，国家卫生健康委员会将新型冠状病毒肺炎更名为新型冠状病毒感染，自2023年1月8日起实施"乙类乙管"。

流行性感冒（流感）虽然属于丙类传染病，但是它的"关注度"一直很高很稳定。流感是一种由流感病毒引起的感冒，是最常见的传染病之一。人类流感病毒有三类：甲型、乙型和丙型。流感病毒属于正黏病毒科。甲型流感病毒是最常见的流感病毒，可以根据表面的两种糖蛋白进一步细分为多个亚型。H和N是病毒表面突起的两种糖蛋白，一种是血凝素(Hemagglutinin,HA)即"H"，一种是神经氨酸酶(Neuraminidase,NA)即"N"。血凝素和神经氨酸酶在结构上存在一些细微的差别，可以用数字表示不同的类型。如甲流H3N2亚型，意思是其表面有3号血凝素和2号神经氨酸酶。最常见的甲流病毒是H3N2和H1N1。甲型流感病毒除感染人外，在动物中也广泛存在。

与甲流相比，乙流通常只感染人类。乙流表面只有几种 H 蛋白和 N 蛋白，也不像甲流那样频发变异。因此在命名乙型流感病毒时也不会用到 N 和 H。

丙型流感病毒只有一种，也是三型流感病毒中最不常见的，变异最少的。丙流通常会在儿童身上引起轻微症状。

在这三型流感病毒中，甲型最常见，致病率也最高。原因之一是甲型流感病毒在复制过程中，H 蛋白和 N 蛋白非常容易发生变异。这使得其子代病毒之间存在差异，与上一代不同。随着时间的推移，这些差异积少成多。尽管人类对之前的病毒产生了免疫，但变异病毒的 H 和 N 与之前截然不同。因此它能避开抗体，感染那些对之前病毒产生免疫力的人。这就是人类每年都会反复感染流感的原因。

流感病毒跟新型冠状病毒一样，以打喷嚏和咳嗽等飞沫传播途径为主，我们的嘴巴、鼻子和眼睛等黏膜直接接触病毒，或间接接触被病毒附着的物品，就可能被感染。

感染流感的症状包括发热、头痛、流鼻涕、喉咙痛和咳嗽等。大部分症状会在一周左右好转。有的患者会出现并发症，例如中耳炎、支气管炎、鼻窦炎和肺炎。高危人群出现并发症的概率最高，包括 6 个月以下的婴儿、孕妇、产后妈妈、6 岁以下儿童和 65 岁以上的老人，以及患有慢性疾病的人。因此提前预防很重要。

预防流感最有效的方式是接种季节性流感疫苗。例如三价疫苗主要针对两种甲型流感的亚型和一种乙型流感的亚型。这三种亚型是科学家根据往年的流感数据和当年的实时数据，预测的当季可能会流行的三种流感病毒（比如，H3N2、H1N1 和乙型流感病毒）。从另一个角度看，流感病毒易发生变异，曾接种过的疫苗在面对新的变异时不能对身体产生保护作用，所以流感疫苗需要每年接种。

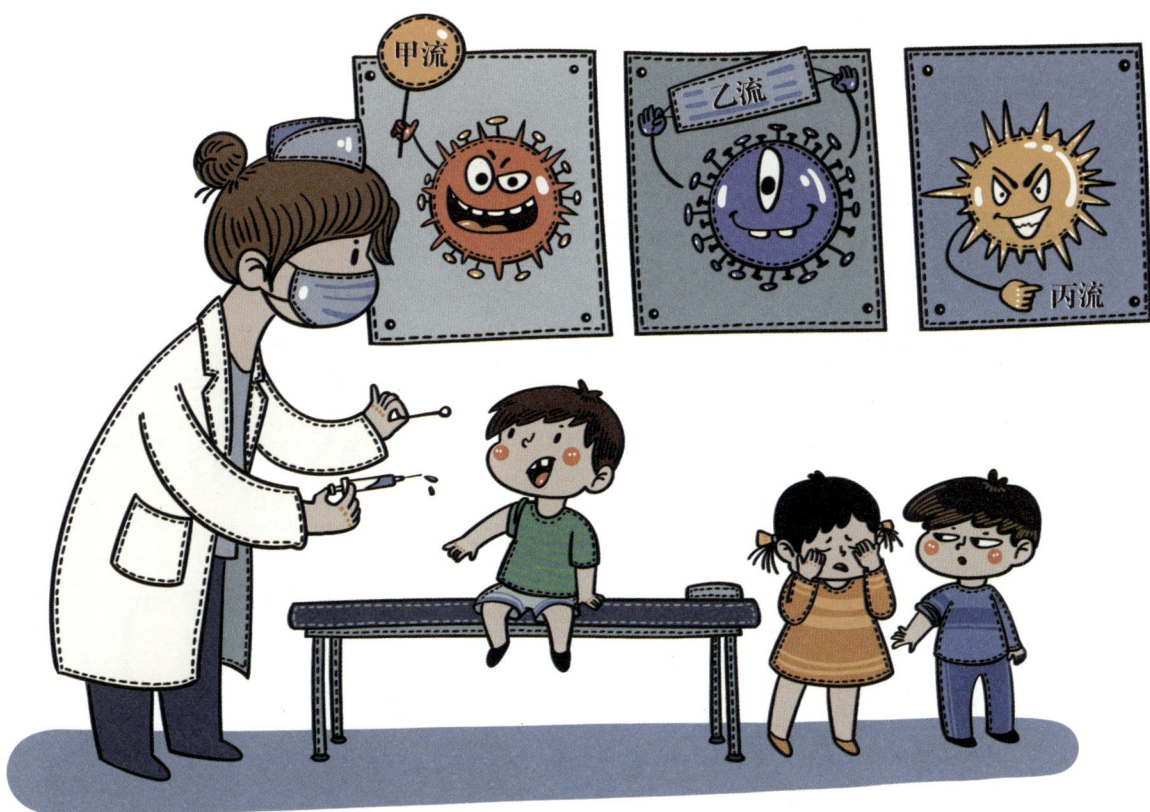

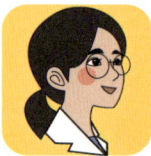

感染性疾病从哪来

有些病毒或微生物侵入人体后也能引发疾病。虽然这些疾病没有被列入《中华人民共和国传染病防治法》，但是它们都具有一定的传染性。

呼吸道合胞病毒是一类常见的病毒，可以引起多种疾病，包括上呼吸道感染。它主要经呼吸道分泌物和飞沫传播，也通过密切接触被病毒污染过的手或物体传播。合胞病毒最容易传染婴幼儿、

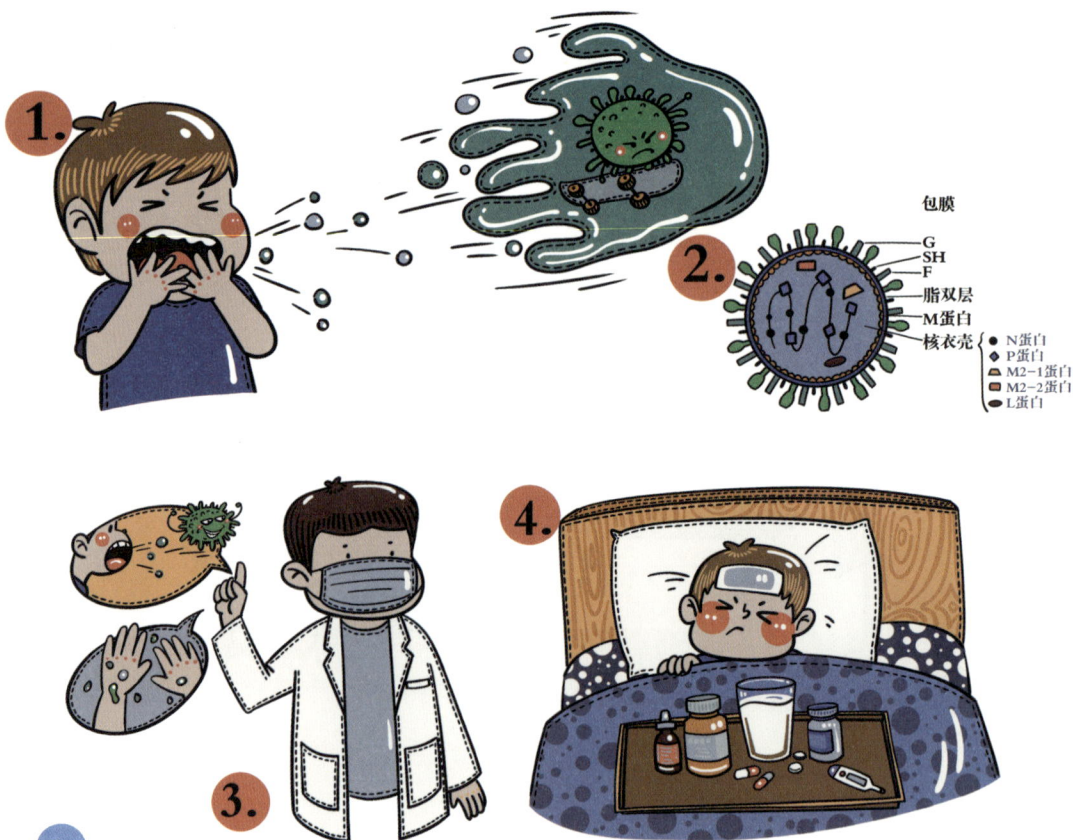

包膜
G
SH
F
脂双层
M蛋白
核衣壳

- N蛋白
- P蛋白
- M2-1蛋白
- M2-2蛋白
- L蛋白

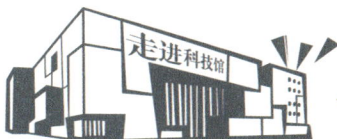

探秘微生物

微生物是肉眼看不见或看不清的微小生物，个体微小，结构简单，是地球上最多样的生命形式之一。据科学家估算，地球上的微生物总数比所有其他生物加起来还要多得多。微生物在地球上的历史也非常悠久，最早的化石证据表明，微生物至少出现在 38 亿年前，甚至可能早于 43 亿年前。而且，微生物几乎存在于地球上所有环境中，从极寒到极热，从深海到高山，从酸性到碱性，从无氧到富氧，都有它们的身影。微生物在我们的生活中也普遍存在，细菌、病毒、真菌、支原体……这些都属于微生物。

"探秘微生物"介绍了微生物的种类和特征，并展示了放大 3 万倍后的放线菌、螺旋体、支原体、衣原体、真菌等微生物模型，以及同样放大了 3 万倍的头发丝；而新冠病毒，则需要放大 30 万倍才可以与其他微生物模型的尺寸勉强匹敌。将微生物模型与头发丝模型对比，能使我们对各类微生物的大小产生更直观的认知。微生物虽不起眼，却对人类有着深远的影响。虽然许多微生物是人类疾病的病原体，但还有许多微生物对人类有益，如肠道中的益生菌能够助消化；酵母可用于面包制作和酒精发酵等。微生物与医学发展也是密不可分的，青霉素的发现和对土壤中放线菌的研究成果推开了抗生素科学的大门，推动了人类医学的发展。

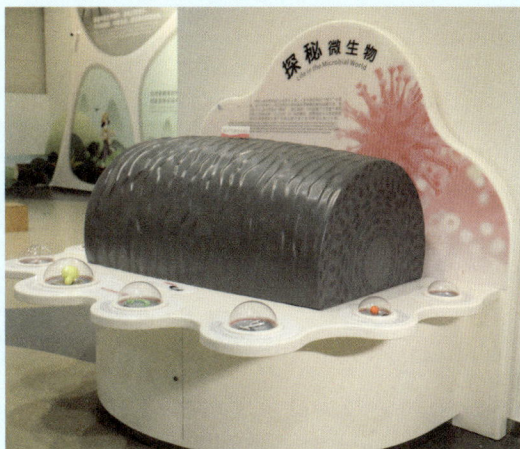

儿童以及体质虚弱的老年人。呼吸道合胞病毒感染是造成婴幼儿病毒性呼吸道感染住院的首要因素，严重危害儿童健康，尤其对一些先天不足的婴幼儿。

前面我们提到，病毒不能脱离宿主而独立生存。但是在大自然中有一类可以自由独立生存的最小微生物，叫支原体。有些支原体对"传播"的野心也很大，例如肺炎支原体。被它感染后会引起肺部炎症，主要症状是咳嗽和发热。它可以通过飞沫和直接接触传播，发病率在青少年中最高。大多数患者预后较好，有些人可能会发展为重症肺炎。

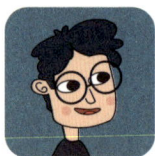

全球首个手足口病疫苗

中国研发的全球首个手足口病疫苗（肠道病毒 71 型灭活疫苗）是传染病防控领域的重大突破。该疫苗由中国医学科学院医学生物学研究所主导研发，针对肠道病毒 71 型（EV71）——手足口病重症和死亡的主要病原体。其原理是通过人二倍体细胞培养 EV71 病毒，经培养、病毒收获、灭活、纯化后，加入氢氧化铝佐剂及甘氨酸稳定剂制成。

中国医学科学院医学生物学研究所在缺少国际先例作为参考、缺乏动物模型及标准、致病机制不明确的背景下，创建了探索EV71病毒致病机制及其免疫学特征的恒河猴婴猴模型，建立了具有国际先进水平的EV71病毒二倍体细胞培养技术体系，实现了自主知识产权生产工艺和规模化生产。该疫苗于2015年12月在全球率先获批上市，经过多年的推广和应用，显著降低了手足口病重症和死亡的病例数。

本项目独创的EV71疫苗质量控制体系，实现了我国主导疫苗国际标准品研制"零"的突破。EV71疫苗于2021年被评为"中国21世纪重要医学成就"，并入选"新中国150个第一"重大成就，《新英格兰医学杂志》和《自然》以不同撰文方式赞誉"此疫苗是带给亚太地区乃至全世界儿童的一份无价之宝"。该项目还荣获了2023年度国家科技进步奖二等奖。

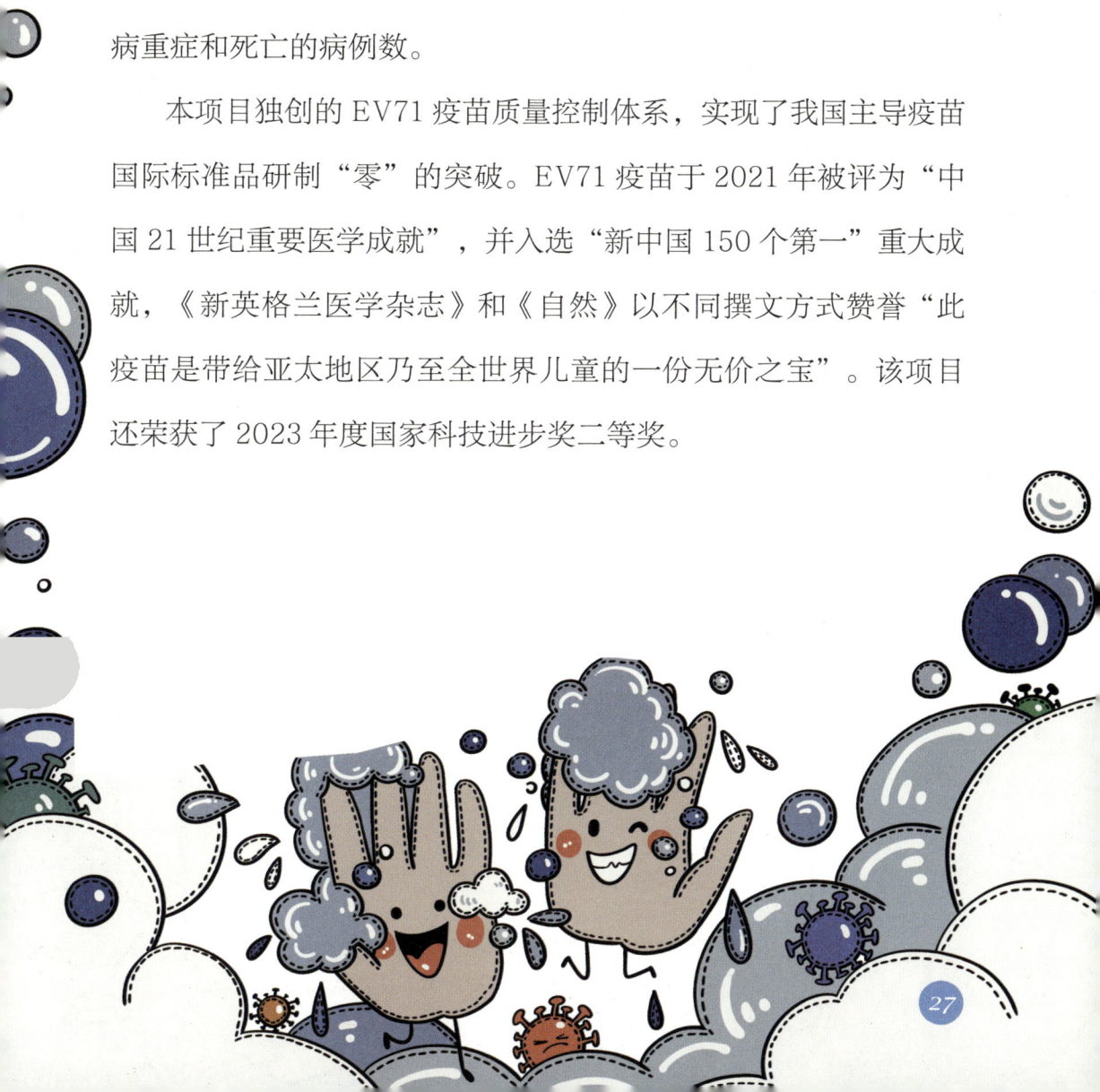

中国的先进疫苗

过敏性鼻炎、皮肤过敏和胃肠道过敏是我们经常会遇到的问题。虽然过敏症状通常仅表现在某一个器官或某一个身体部位，但却提醒我们身体内部的免疫系统出现了问题。

免疫系统每天要跟各种细菌病毒作战，只有它打赢了，我们才不会生病。免疫系统有时也会敌我不分，对那些原本不应该攻击的物质，甚至对自身正常的组织细胞产生反应，这种现象就叫"超敏反应"，即异常的、过高的免疫应答。我们常说的"过敏"就是 I 型超敏反应。

过敏的英文单词是"allergy"，由希腊词根 all-（其他的，不同的）和 erg-（活动、反应）组合而成，意思是对某些物质产生异常的免疫反应。过敏反应，即 I 型超敏反应，由 IgE 抗体介导，所以也被称作 IgE 介导的超敏反应。因为反应非常迅速，数分钟内即可发生，也被称为速发型超敏反应。I 型超敏反应有明显的个体差异和遗传倾向。那些特定的诱导过敏的物质属于抗原。当它们引起了过敏反应时，就被称作"变应原"。

过敏反应分两步发生。第一步是机体首次暴露于变应原，叫致敏阶段；第二步是机体再次暴露于变应原，叫发敏阶段。这时候的情况就会很糟糕了。下面以花粉过敏为例。

当某人吸入了花粉，被 B 淋巴细胞识别后，B 淋巴细胞变为浆细胞，分泌了产生针对花粉的特定的 IgE 型抗体。IgE 型抗体与肥大细胞或者嗜碱性粒细胞表面的 Fcε 受体结合。这样一来肥大细胞和嗜碱性粒细胞的弦就被绷紧了，时刻准备战斗。以上就完成了第一步——致敏。

过了一段时间之后，当这个人再次吸入花粉，这些肥大细胞和嗜碱性粒细胞表面的抗体就会与抗原结合。这实际上是一个抗原与两个以上的 IgE 抗体位点发生交联的过程。这个过程会让肥大细胞脱颗粒并释放大量促炎症因子等介质，最终就会导致我们所见的过敏症状。如下图所示。

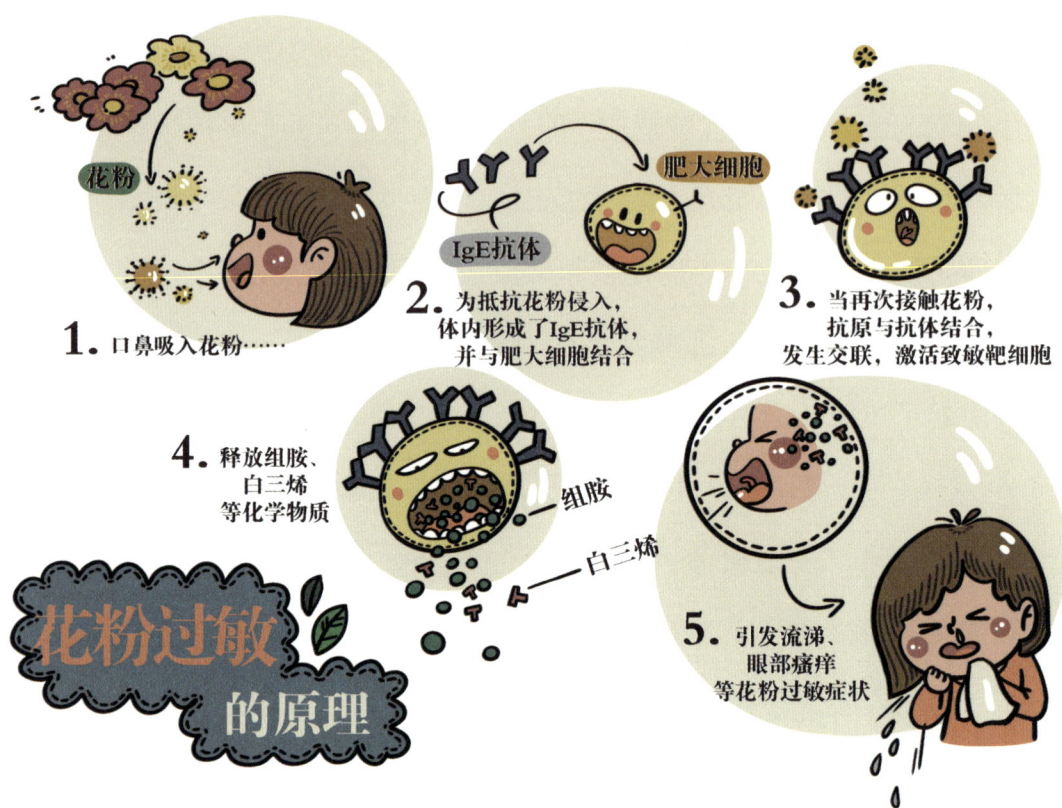

花粉

IgE抗体

肥大细胞

1. 口鼻吸入花粉……

2. 为抵抗花粉侵入，体内形成了IgE抗体，并与肥大细胞结合

3. 当再次接触花粉，抗原与抗体结合，发生交联，激活致敏靶细胞

4. 释放组胺、白三烯等化学物质

组胺

白三烯

5. 引发流涕、眼部瘙痒等花粉过敏症状

花粉过敏的原理

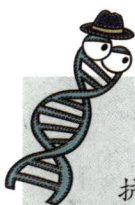

抗原与抗体

抗原（Antigen，简称为 Ag），是指能诱导免疫系统发生免疫应答，产生抗体或效应细胞，并能与相应抗体或效应细胞发生反应的物质。

抗体（Antibody，简称为 Ab），是指 B 细胞接受抗原刺激后增殖分化为浆细胞所分泌的，能与相应抗原发生特异性结合的球蛋白。

有些过敏反应症状较轻，比如荨麻疹、湿疹和过敏性鼻炎。但是某些人会在暴露于大量的变应原后，比如被蜜蜂蜇，食海鲜、花生时，产生非常严重甚至危及生命的过敏反应。

有一种能够缓解过敏症状的疗法叫作皮下免疫疗法，也叫作"过敏针"。通过多次小剂量地在皮下注射变应原，可以治疗各种特定季节性和室内过敏（包括霉菌、尘螨、花粉和宠物皮屑等）。其原理是反复多次皮下注射变应原，诱导机体产生大量特异性 IgG 类抗体。该类抗体与再次进入机体的变应原结合，可阻止变应原与致敏细胞上的 IgE 结合，从而阻断超敏反应的发生。

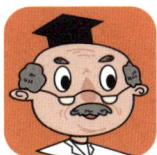

免疫系统有记忆能力

从字面意思来理解，免疫就是避免得瘟疫的意思，比喻人体具有了清除或抵制某些不良因素的能力。前面讲超敏反应时反复提到了"再次"。超敏反应是在机体再次接触相同抗原刺激之后产生的过敏反应，这表明免疫系统具有记忆能力。

现代医学认为，免疫是机体的一项重要功能。人体通过免疫系统识别"什么是属于自身的""什么是异物"，并通过免疫应答排除异物，从而维持机体平衡和稳定。

免疫系统主要由免疫器官(例如淋巴结、扁桃体、阑尾、胸腺等)、免疫细胞（例如淋巴细胞、粒细胞和肥大细胞等）以及免疫活性物质（例如抗体、免疫球蛋白等）组成。免疫器官就像军营和警察局，免疫细胞就像军人和警察，免疫活性物质就像武器和弹药。

当人与某些病原体接触后，机体就能获得对这种病原体的防御能力，通俗来说就是"这种病被机体记住了"。这种通过"历练"获得的防御能力，叫获得性免疫。它具有特异性，只针对这种机体感染过的病原体。这个过程具体是如何进行的呢?

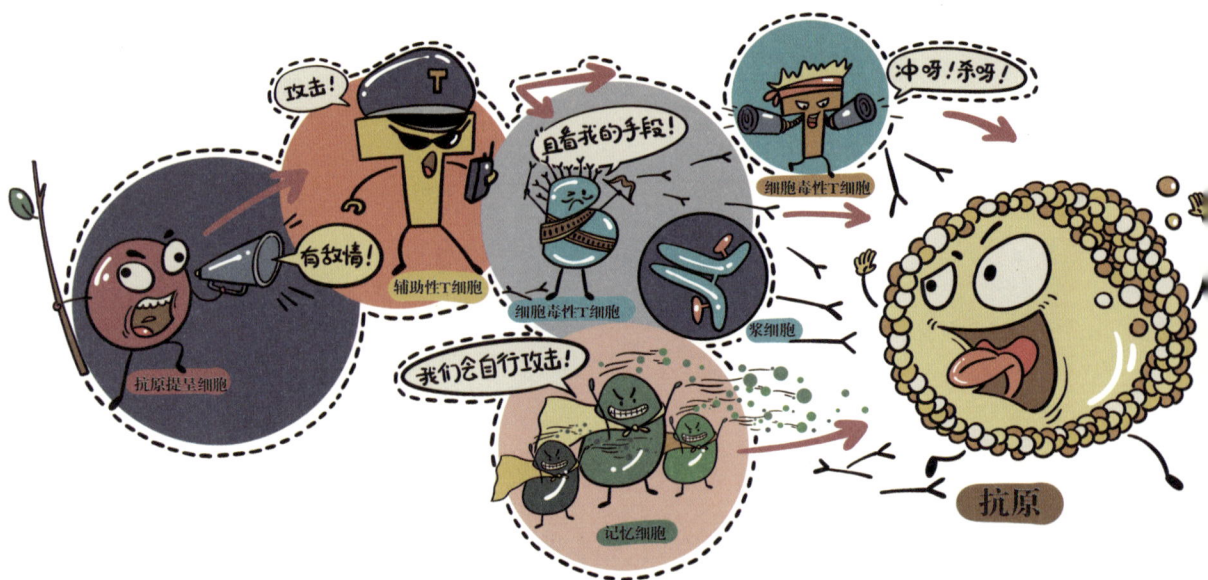

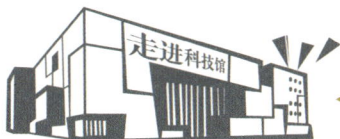

免疫卫士

要想打败"敌人",只靠精良的装备可不行,还得依靠精密的作战布局。"免疫卫士"展品(位于中国科技馆主展厅三层"共话健康真意"展厅)生动形象地展示了免疫系统的作战过程。NK 细胞是人体免疫系统的第一道防线,是唯一不需要其他细胞的配合,自己单独就能识别并清除病原体的"全能型杀手"。它的特殊武器穿孔素可以在靶细胞上打洞,再注入自杀酶,强迫"敌人"自杀身亡。当 NK 细胞被突破时,巨噬细胞和中性粒细胞开始发挥作用,它们相互配合消灭"敌人"。然而还有少数入侵者需要更强的作战手段。树突状细胞是这场战役的"侦察兵",它会根据战场情况将作战方式分为两种:如果是体液免疫,它会把病原体的抗原信息传递给 T 细胞,T 细胞识别抗原,促使 B 细胞增殖分裂成浆细胞,浆细胞产生抗体与抗原特异性结合,最终被巨噬细胞吃掉;如果是细胞免疫,抗原信息则传递给 T 细胞,它会直接将病菌裂解,让病菌无处可藏。

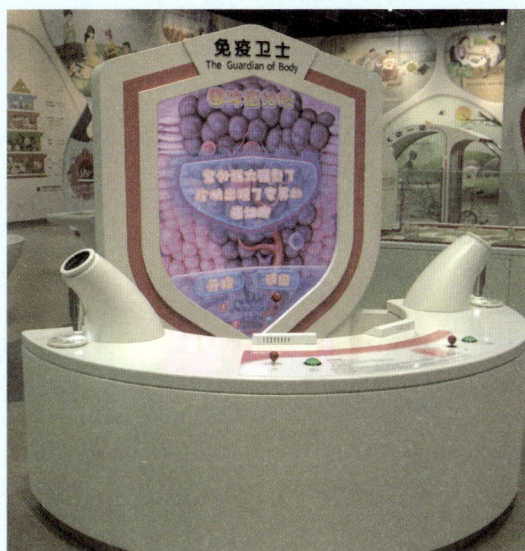

当某种病原体入侵后，机体会发生初次免疫应答和再次免疫应答。参与战斗的免疫细胞主要分为三个小队：辅助性 T 细胞小队、细胞毒性 T 细胞小队和 B 细胞小队。

当病原体首次入侵身体时，这三种细胞会被激活。辅助性 T 细胞激活后，会去激活细胞毒性 T 细胞和 B 细胞。细胞毒性 T 细胞被激活后，会亲自出马杀死被病原体感染的细胞。B 细胞被激活后会变成浆细胞，浆细胞分泌抗体，攻击外来病原体。

值得一提的是，这三种细胞被激活后，都会产生一部分的记忆细胞。这些细胞处于休眠的未被激活状态。当病原体再次入侵时，记忆细胞就会被立即激活，发挥杀敌的作用。

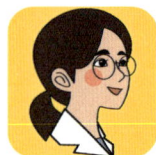

各种疫苗的研发

科学家利用免疫系统的记忆能力，让人提前感染毒性极微的某种病原体或其仿制品，人体便能够通过一些免疫反应自动获得对某种疾病的抵抗力，提前注入人体的就是疫苗。新型冠状病毒流行期间，同学们都至少注射过两针疫苗，很多人还打了第三针，这又是为什么呢？

让我们看看初次免疫应答和再次免疫应答产生抗体的一般规律吧。初次免疫应答中抗体的产生大概需要 10 天，抗体浓度较低，维持时间也短。再次免疫应答抗体产生得快，大概仅需要3天，而且抗体的浓度能够维持很长时间。

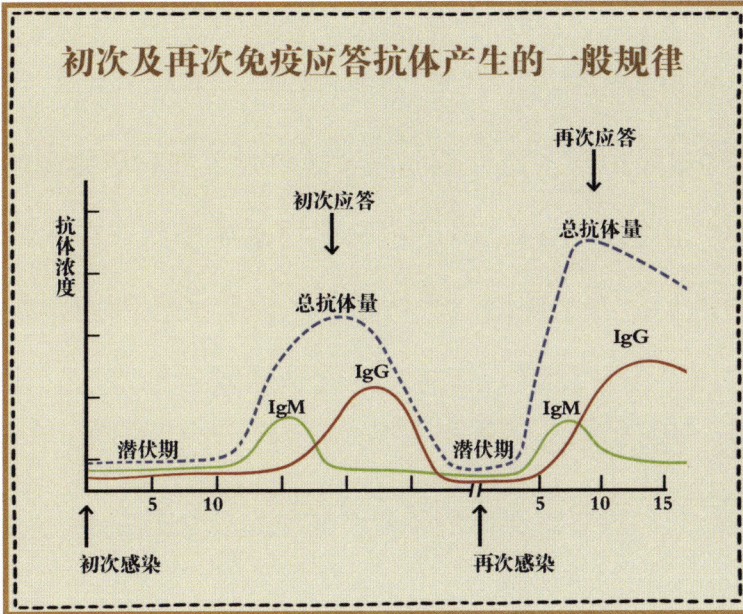

初次及再次免疫应答抗体产生的一般规律

第一次向体内注射疫苗之后，机体可以产生保护性的抗体，但是这个抗体产生的数量相对少，数天或者几周就会被机体代谢掉。但是这个过程能产生具有免疫记忆性的B细胞和T细胞。这些细胞需要通过注射第二次疫苗被激活，然后产生抗体。注射第二次疫苗后，它们可以迅速产生高效特异的免疫应答。抗体出现快，浓度迅速增加，而且持续时间长，可以达到几个月或者几年甚至更长时间。这些抗体的亲和力高，需要注射的疫苗剂量也少。

除了接种次数外，疫苗接种的时间也是有讲究的。如果两次疫苗接种间隔时间过短，第一次注射产生的抗体会和第二次注射的抗原结合，形成的抗原抗体复合物被机体清除掉，就不能起到理想的激活作用。由于免疫记忆细胞有一定的寿命，间隔时间过长，细胞存活减少，再次遇到抗原时机体产生的抗体也会变少，难以达到有效的防御作用。

疫苗通常是由一些已经减弱或者被杀死了的病原体制成。这些病原体不会让我们生病，但是它们会刺激免疫系统产生记忆。随着科学的进步，为了制造"假病原体"欺骗免疫细胞，人类绞尽脑汁，想出了各种计策。总的原则就是通过各种方法，让免疫细胞记住真病原体的"特征"。

根据所针对的真病原体的不同"特征"，疫苗的种类主要包括以下几种。

减毒活疫苗：通过人工诱变或从自然界筛选出毒力低或无毒的活的病原体制成疫苗。这种疫苗可模拟自然发生的感染，诱发理想的免疫应答而又不产生临床症状。

灭活疫苗：俗称"死疫苗"。这种疫苗是用化学或物理的方法将具有感染性的完整的病原体杀死，使其失去传染性但还保留抗原性。

重组蛋白疫苗：将病毒的抗原基因构建在表达载体上，然后转化到细菌、酵母等细胞中，诱导这些细胞表达抗原蛋白，通过纯化制备成疫苗。

病毒载体疫苗：利用经过改造的无害病毒来传递病原体的遗传物质（DNA或RNA）。这些遗传物质编码着能引发免疫应答的抗原。病毒载体疫苗通过引入遗传物质来模拟自然感染，从而引发免疫应答。

核酸疫苗：首先确定编码病原体蛋白的遗传物质，再将遗传物质直接注入体内进入细胞，细胞使用该遗传物质作为模板来生产病原体蛋白。这些蛋白能作为抗原引发免疫反应。

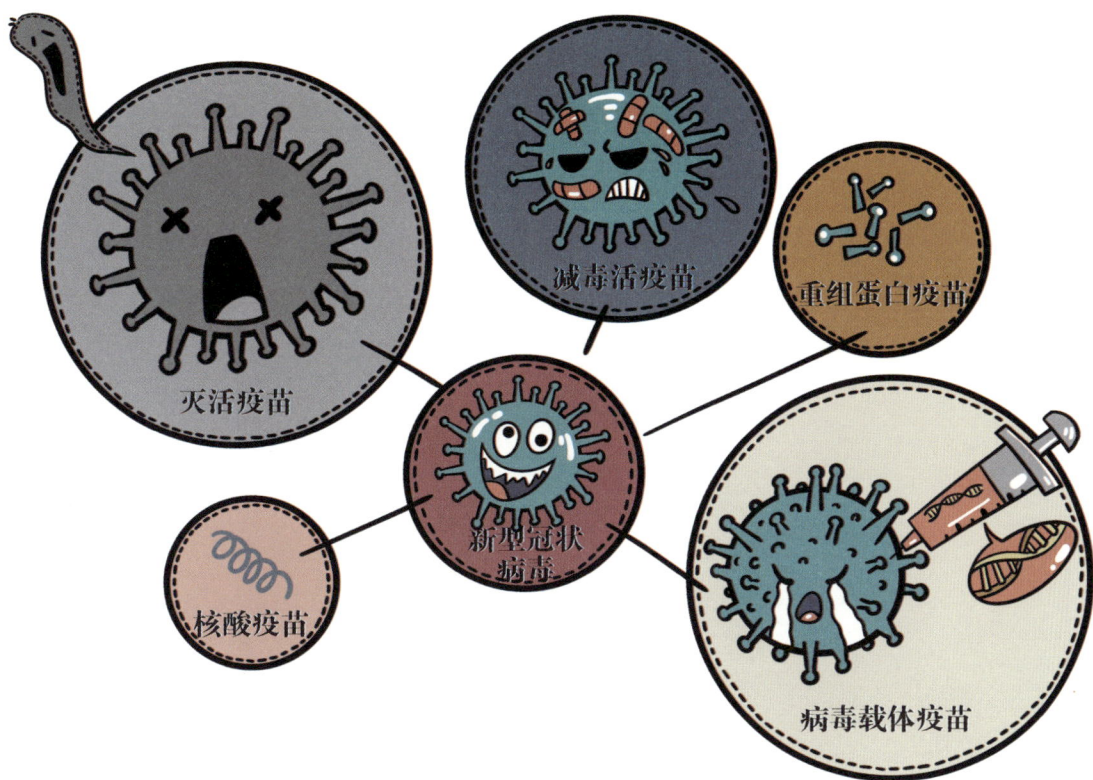

灭活疫苗

减毒活疫苗

重组蛋白疫苗

核酸疫苗

新型冠状病毒

病毒载体疫苗

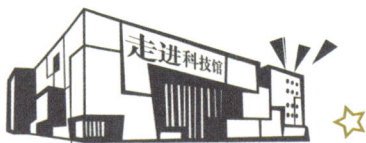

疫苗的诞生

各种疫苗如雨后春笋般应运而生，但在安全性和有效性方面都有缺陷。现如今，疫苗的研发过程不断完善和提高，具有严密的步骤和规范。

"疫苗的诞生"展品展示了实验室研发灭活疫苗的部分过程，包括毒株筛选、繁殖培养、灭活、灭活验证等几个步骤。 首先选取一种病毒置于检测平台上，所选病毒要通过污染性、毒性、繁殖力和免疫原性四种检测，体验者控制摇杆移动移液枪，将通过筛选的毒液送至细胞工厂，用细胞培养增殖几十倍、几百倍，再注入两次灭活液，破坏病毒 RNA，使其失去繁殖能力和致病性，确保所有病毒被彻底灭活，将二次灭活的病毒原液取样注入细胞培养液中灭活验证，若无细胞病变，说明灭活成功。右侧的展台中还展示了吸入用重组新型冠状病毒疫苗、伪狂犬病活疫苗、猪细小病毒病灭活疫苗和猪伪狂犬病活疫苗的成品，其中吸入用重组新型冠状病毒疫苗是将新冠病毒的基因插入对人体无害的腺病毒载体中，使腺病毒释放出新冠病毒的抗原而不产生新冠病毒的毒性，帮助人体识别并产生特异性免疫。该接种过程无须针刺，只接种一次，短期内即可获得高效免疫保护。

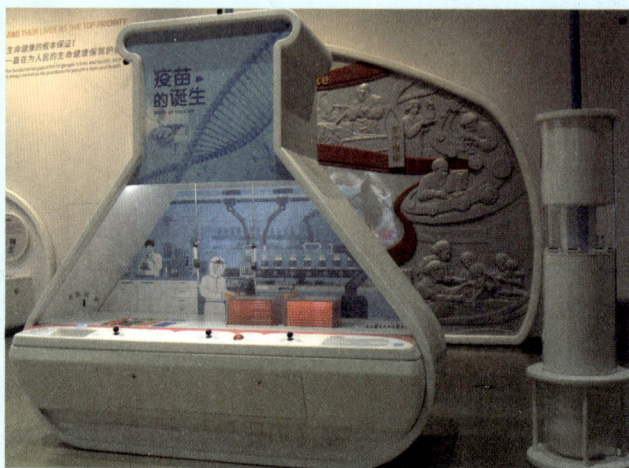

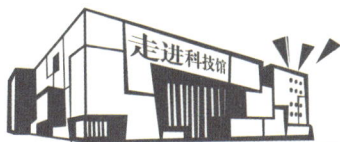

无处可逃的病毒

如今，越来越多的疫苗开始投入使用，"无处可逃的病毒"展品模拟了注射冠状病毒、狂犬病毒、人乳头瘤病毒疫苗后，病毒再次入侵时产生免疫反应的过程。体验者可以转动指针从人体疫苗档案中选择病毒疫苗与入侵病毒匹配，匹配成功后，控制摇杆使 B 细胞产生足够多的抗体去消灭病毒。

世界上第一支狂犬病毒疫苗是法国微生物学家、化学家路易·巴德斯发明的。他提取狂犬病动物的唾液接种到兔子体内，经过多次传代减弱病毒毒力。1885 年，巴斯特首次将这种实验性疫苗注射到一名被狂犬咬伤的 9 岁小男孩体内，成功地挽救了他的生命。

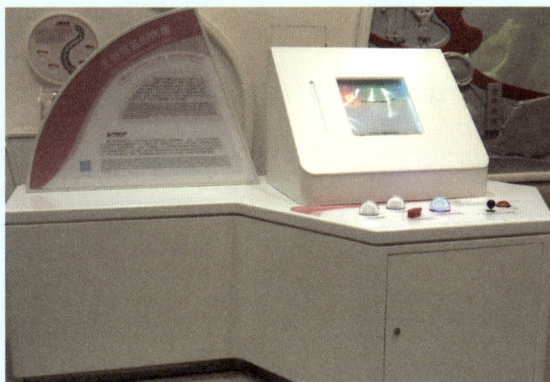

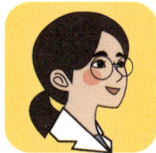

消灭脊髓灰质炎的糖丸

20 世纪时，有一个叫作"小儿麻痹症"的传染病曾经在我国蔓延肆虐，患者中儿童占了绝大多数。它夺走了很多生命，也让很多患者终身无法正常行走。小儿麻痹症是脊髓灰质炎的俗称，是脊髓灰质炎病毒感染引起的一种急性传染病。

20世纪60年代，来自中国医学科学院北京协和医学院的顾方舟教授临危受命，克服重重困难，带领团队研制出了口服脊髓灰质炎减毒活疫苗。为了检验疫苗的安全性，经过深思熟虑，在严密的监测保护下，他首先在自己孩子身上进行试验。之后，实验室同事的孩子也参与了试验。

最开始研制出的疫苗是液体，液体的疫苗比较娇气，不容易保存。民间流行的小食品给了顾方舟灵感，他把疫苗做成了固体的糖丸，"糖丸爷爷"的美誉由此得来。

2000年，"中国消灭脊髓灰质炎证实报告签字仪式"在原卫生部举行，这一场"战疫"终于宣告了结束。

基于免疫系统的记忆能力，我们人类制造出了疫苗，可以预防某些病原体的感染。疫苗是目前人类唯一可以帮助我们主动预防疾病的医疗手段。中国老一辈科学家为了民族健康，敢作敢当的崇高精神值得我们去学习。同学们如果也想为治疗疾病做贡献，就请认真学习生物医学知识，更深入地了解免疫系统，找到更多治疗疾病的方法吧。

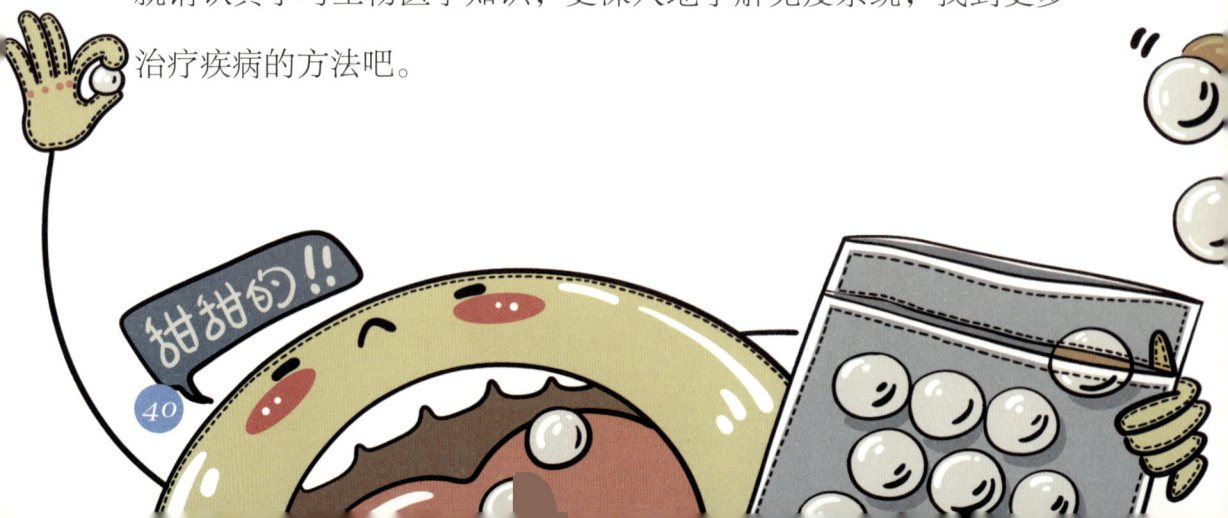

甜甜的!!

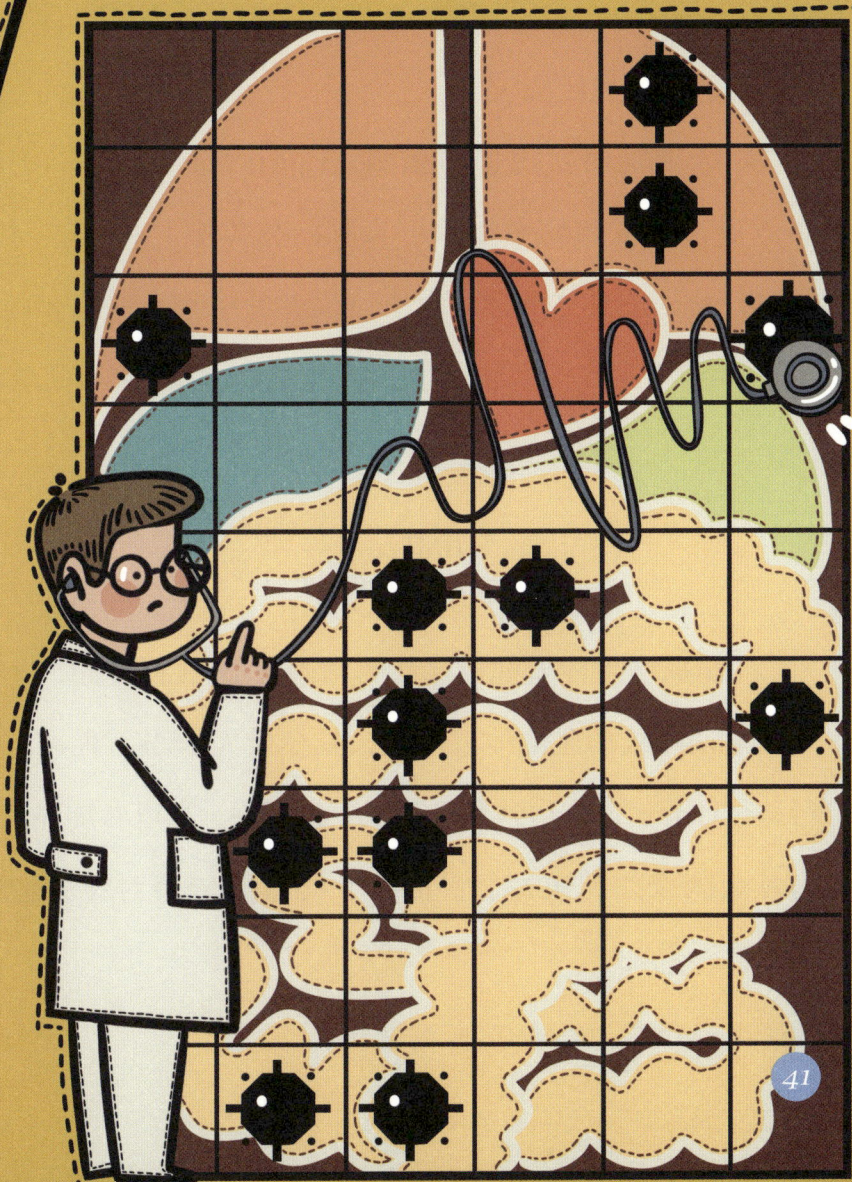

远离慢性病的科学力量

同学们会发现，周围胖胖的同学越来越多。很多家长认为："孩子长得胖，说明营养好。小时候胖没关系，长大后可以瘦下来。"殊不知，这是个巨大的误区！《中国居民营养与慢性病状况报告（2020年）》显示，6岁至17岁儿童青少年超重率和肥胖率分别为11.1%和7.9%，6岁以下儿童超重率和肥胖率分别为6.8%和3.6%。也就是说6岁至17岁的儿童青少年中每5个里就有一个超重儿童，而6岁以下儿童中每10个就有一个超重儿童。那么，超重和肥胖如何界定呢？

临床上主要使用体质指数（Body Mass Index，BMI）（也叫体重指数或体质量指数）来反映总体肥胖情况，对超重和肥胖进行初筛。具体的标准大家可以参考中华人民共和国卫生行业标准 WS/T 586—2018《学龄儿童青少年超重与肥胖筛查》，如下：

$$BMI = \frac{体重(kg)}{[身高(m)]^2}$$

《国家学生体质健康标准》明确把BMI得分纳入小学一年级至大学四年级学生的体育成绩，其权重为15%。根据上述标准进行测试评分，只有达到良好及以上的学生，方可参加评优与评奖。为什么国家如此重视肥胖问题？儿童肥胖会对健康造成什么影响呢？

首先，肥胖的孩子容易长不高，智力发育受到影响，未来还可能影响生育下一代的能力；其次，肥胖儿童性早熟的发病率高，女孩子出现初潮提早、乳腺提前发育等问题；中重度肥胖的孩子容易患上传统观念中的"成年慢性病"，例如高血压、血脂异常、高血糖、高尿酸和脂肪肝等。此外，肥胖还可能导致小朋友患上心理问题，出现抑郁、焦虑、社交障碍，甚至有自杀倾向。可见，肥胖并不是福。那么肥胖该如何预防呢？

《中国儿童肥胖报告》指出，生活环境、生活方式、饮食和消费以及身体活动的改变是我国儿童肥胖快速增长的主要原因。例如骑车和步行上学时间减少，更多的是乘车上学；课业负担重，户外活动少；不吃早晨、经常在外就餐、吃零食、饮用含糖饮料等。这些不健康的生活方式是我们青少年应该尽量避免的。要维持健康体重，能量摄入和消耗平衡是关键，我们要"管住嘴，迈开腿"，科学饮食与科学运动相结合。

需要强调的是：儿童、青少年时期是培养行为习惯和生活方式的关键阶段，健康的行为习惯和生活方式不仅能保证我们的正常发育，而且会对我们一生的健康产生影响。

肥胖本身就是一种多因素的慢性代谢性疾病，而且还是多种慢性病的潜在危险因素。肥胖儿童的日益增多，导致了慢性病低龄化。同学们可能会问，到底什么是"慢性病"呢？

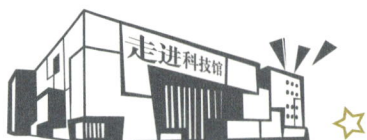

卡路里天平

我们怎么计算摄入和消耗的能量呢？一种热量单位在营养计量和健身手册上被广泛使用，它就是卡路里。展品"卡路里天平"展示了摄入不同种类的食物时增加的卡路里值和进行不同运动方式所消耗的卡路里值。体验者可以将食物模块和运动模块分别放到天平的左、右两侧托盘上，达到"吃动"平衡。例如摄入50g炸鸡的热量是200千卡，至少要慢跑30分钟或者打网球30分钟才能消耗掉这些热量。不同种类的食物热量也是不同的。当我们摄入50g鸡肉汉堡时，它的热量有足足292千卡，而当我们摄入150g苹果时，它的热量只有79千卡。从不同的食物模型中我们可以看出，要想维持理想体重，保持身体健康，要多摄入水果、蔬菜、坚果等健康食物，减少摄入煎炸、太甜或太咸的不健康食物。

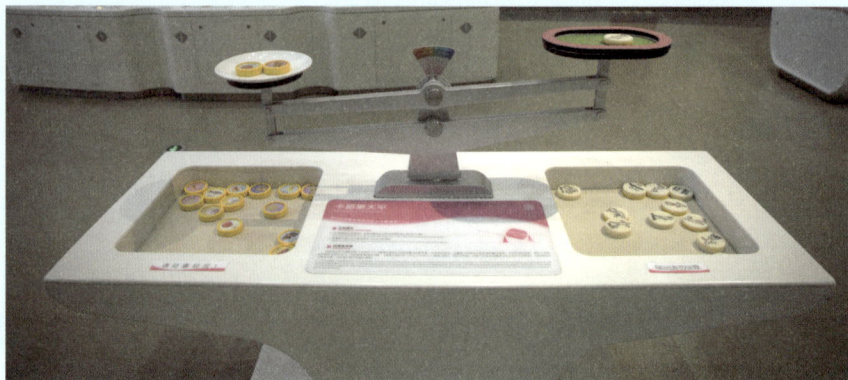

慢性病全称是慢性非传染性疾病，是对那些起病时间长、缺乏明确病因证据、一旦发病即病情迁延不愈的非传染性疾病的总称。现在我们来比较一下慢性病和传染病。

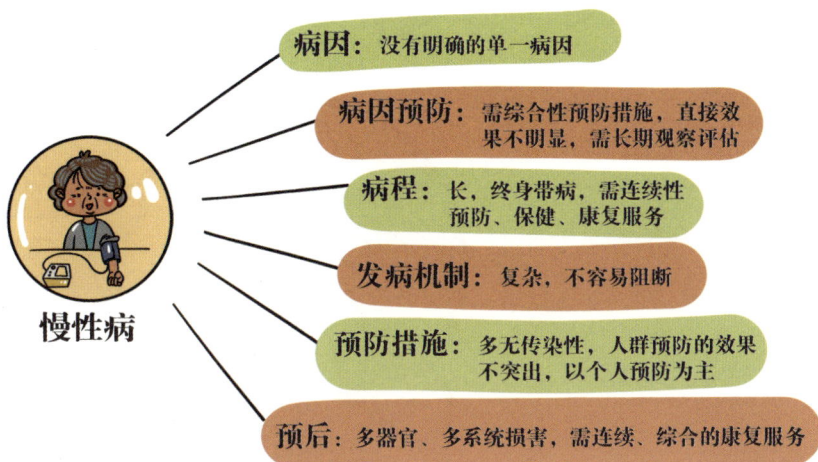

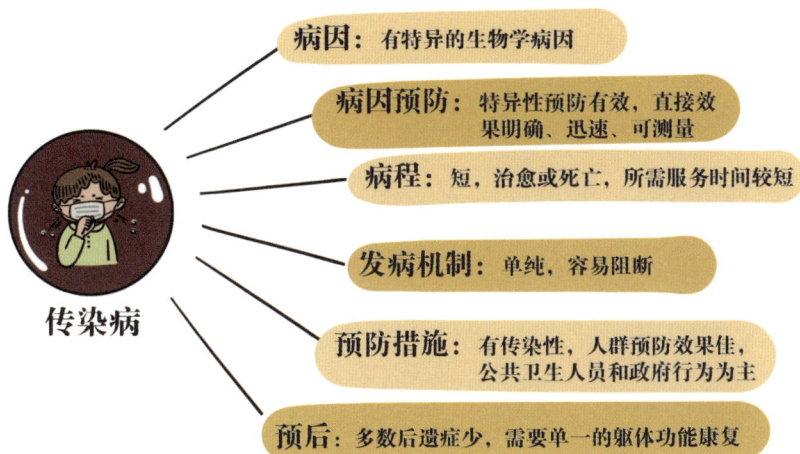

慢性病

病因：没有明确的单一病因

病因预防：需综合性预防措施，直接效果不明显，需长期观察评估

病程：长，终身带病，需连续性预防、保健、康复服务

发病机制：复杂，不容易阻断

预防措施：多无传染性，人群预防的效果不突出，以个人预防为主

预后：多器官、多系统损害，需连续、综合的康复服务

传染病

病因：有特异的生物学病因

病因预防：特异性预防有效，直接效果明确、迅速、可测量

病程：短，治愈或死亡，所需服务时间较短

发病机制：单纯，容易阻断

预防措施：有传染性，人群预防效果佳，公共卫生人员和政府行为为主

预后：多数后遗症少，需要单一的躯体功能康复

从对比中可以看出慢性病有两个"慢"：病得慢，得疾病的过程比较漫长，不像传染病，被病原体感染后很快发病；好得慢，一旦确诊，疾病会"陪伴"我们很长时间。

慢性病可以损害到全身各个系统，包括呼吸系统、循环系统、消化系统和内分泌系统等。典型的慢性病包括：癌症、高血压、糖尿病、慢性阻塞性肺疾病和血脂异常。还有其他一些常见慢性病如慢性肾病、骨质疏松症、幽门螺旋杆菌感染、胃食管反流、消化性溃疡和胆石症等。

在我们国家，慢性病已经成为危害人们健康和导致死亡的首要原因。《中国居民营养与慢性病状况报告（2020 年）》显示，中国居民因慢性病死亡人数占全部死亡人数的 88.5%，因心脑血管疾病、癌症和慢性呼吸系统疾病死亡的人数占全部死亡人数的 80.7%。可以说大部分人都死于慢性病。多么让人担忧的数据啊！

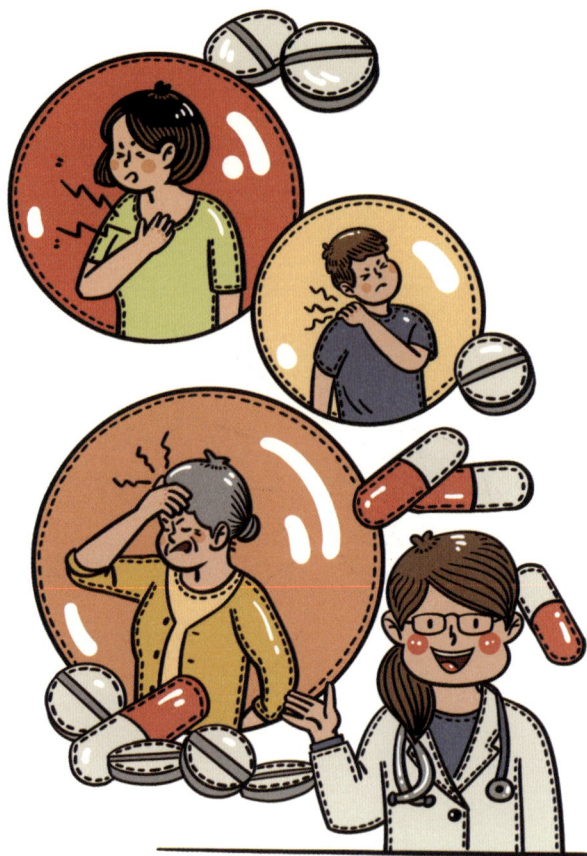

你可能觉得慢性病喜欢欺负爷爷奶奶，但其实我们的爸爸妈妈叔叔阿姨，甚至同学，都可能会得慢性病。例如我们开头讲到的儿童青少年的超重和肥胖，也属于慢性病。《中国居民营养与慢性病状况报告（2020年）》表明，中国18岁至44岁的中青年中，肥胖率为16.4%，高血压的患病率为13.3%，高血脂和肺疾病等慢性病的患病率也趋向于年轻化。更令人担忧的是，虽然慢性病越来越年轻化，但更多的年轻人认为自己还年轻，在查出相关慢性病后并没有加以重视，这为他们的健康埋下了定时炸弹。

为了让大家详细了解慢性病的危害，我们来介绍一下较为常见的糖尿病。

人体在消化过程中，食物中的碳水化合物会被分解成葡萄糖。葡萄糖则通过血液输送到各个器官。葡萄糖会被细胞吸收，作为能量消耗掉或储存起来供以后使用。胰岛素是由胰腺的胰岛 β 细胞产生的一种激素。它是葡萄糖进入细胞所必需的激素。胰岛素与靶细胞上的受体结合，触发信号级联反应，将葡萄糖转运蛋白诱导到细胞膜上。葡萄糖转运蛋白再把葡萄糖运进细胞内。

当胰岛素缺乏时，葡萄糖不能进入细胞，就会停留在血液中，导致血糖水平升高，同时造成细胞缺乏葡萄糖。一旦血糖水平超过肾脏再吸收能力，就会溢出到尿液中，导致人出现了多尿、脱水和口渴的症状。

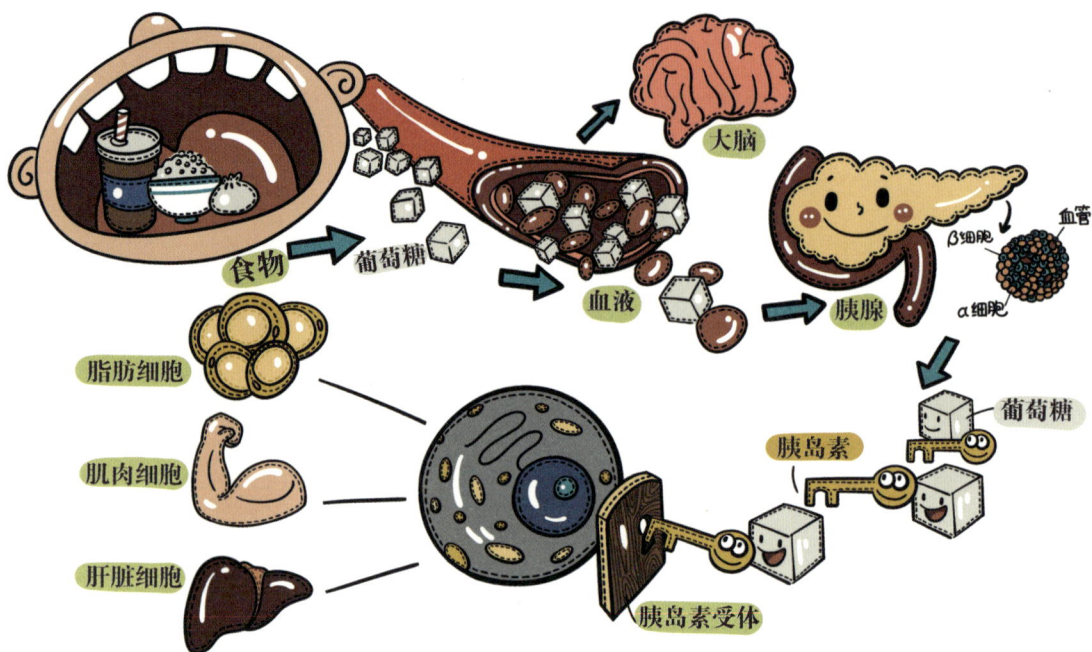

正常情况下的胰岛素功能

糖尿病有很多并发症：血液中含糖过多可能会导致血管受损，从而增加患心脏病和脑中风等心脑血管疾病的风险；眼睛的微血管受损可能导致视网膜损伤，有患白内障或青光眼的风险；而肾脏的微血管受损可能导致肾功能衰竭；高血糖对神经系统也有毒性，会导致患者的麻木、刺痛和疼痛感降低；血糖高会影响伤口的愈合，导致皮肤溃疡不容易愈合。

糖尿病主要有两种类型，即Ⅰ型糖尿病和Ⅱ型糖尿病。在Ⅰ型糖尿病中，胰腺 β 细胞被机体自身的免疫系统错误地攻击而遭到破坏。确切的机制尚不清楚，但遗传因素被认为起主要作用。胰岛素分泌减少，胰岛素与靶细胞上的受体结合减少，从而导致进入细胞的葡萄糖减少，留在血液中的葡萄糖增多。Ⅰ型糖尿病通常在 20 岁之前发病，被称为"胰岛素依赖型"，可以通过胰岛素替代（人工注射胰岛素）被较好地控制。在Ⅱ型糖尿病中，胰腺产生了足够的胰岛素，但在与靶细胞上的受体结合或细胞内信号级联方面出现了问题，细胞对胰岛素没有反应，无法摄入葡萄糖。因此，Ⅱ型糖尿病也被称为"胰岛素抵抗型"。Ⅱ型糖尿病与遗传因素有关，与生活方式也有着密切的关系。Ⅱ型糖尿病多在 35 岁至 40 岁之后才会逐渐出现症状，防治的重点是减肥，控制热量摄入，低碳水化合物饮食等。

Ⅰ 型糖尿病

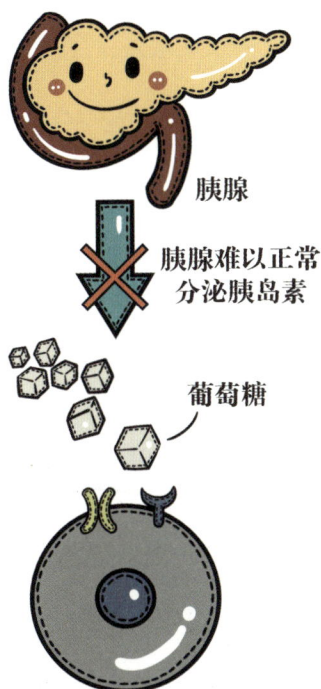

胰腺

胰腺难以正常
分泌胰岛素

葡萄糖

Ⅱ 型糖尿病

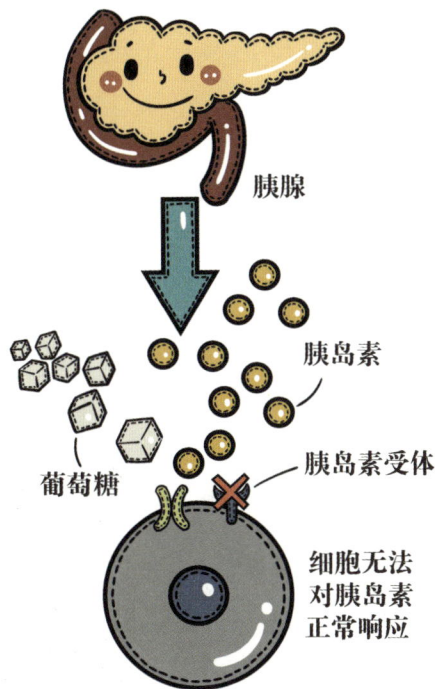

胰腺

胰岛素

葡萄糖

胰岛素受体

细胞无法
对胰岛素
正常响应

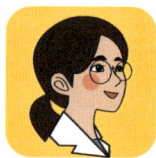

慢性病并不会无缘无故地找上我们。研究人员发现，慢性病的发生通常与不良的生活方式有关。我们来了解一下都有哪些不好的生活方式吧。

● 饮食不健康。很多人喜欢吃油炸食品、加工肉类和含糖饮料等不健康食品，而全谷物和果蔬的摄入量不足。饮食不规律、暴饮暴食等都会导致患病风险增加。

● 运动不足。许多人疏于体育锻炼，长期处于久坐少动状态。

● 睡眠不足。很多年轻人喜欢熬夜、娱乐，还有一些人因为工作的原因被动熬夜，导致长期睡眠不足。

● 精神压力大。许多年轻人精神处于紧张焦虑状态，这会引起机体的血压、血糖波动和内分泌紊乱。

● 吸烟。香烟中的尼古丁和氧自由基等物质摄入过量，会伤害身体的每个器官和整个系统，是各种慢性病的重要元凶。值得

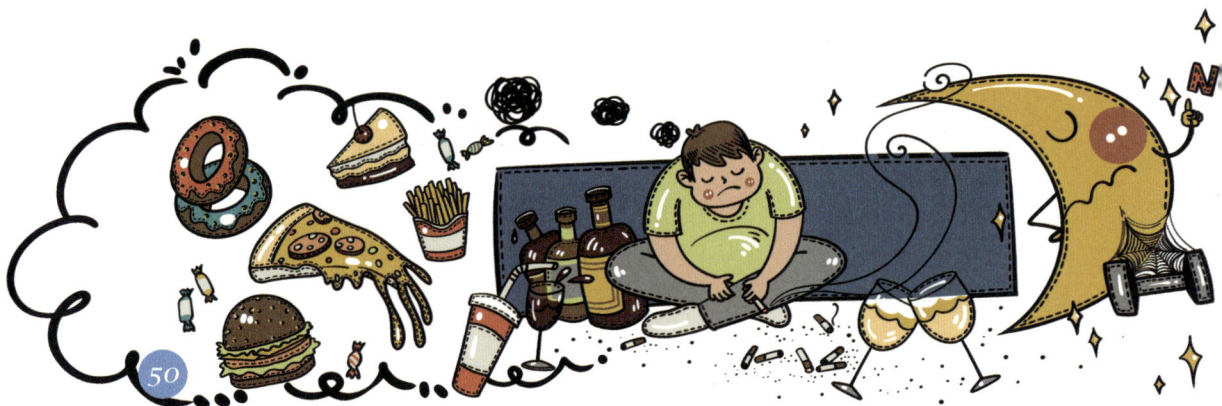

一提的是，吸二手烟和三手烟，同样对人体有巨大的危害。二手烟由香烟与吸烟者呼出气体的混合物组成。虽然我们自己不抽烟，如果旁边的人抽烟吐出烟雾后，我们再吸入，就属于吸二手烟。三手烟是指吸烟后残留在衣服、墙壁、地毯、家具甚至头发和皮肤等表面的烟草烟雾残留物。如果我们进入了一个曾经吸过烟的密闭空间，就属于吸三手烟。二、三手烟中含有焦油、尼古丁、悬浮微粒等多种有害化学物质以及多种致癌物。

● 酗酒。过度饮酒会损伤肝脏，影响脂肪代谢和营养物质的吸收，对消化系统和神经系统也有损伤。长期过量饮酒会增加高血压、脑卒中、痴呆和癌症的发病风险。

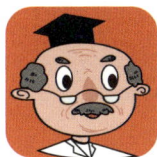

慢性病的四大天敌

大多数慢性病患者在早期无明显症状，起病隐匿，发现问题的时候往往比较晚，会错过最佳的治疗和控制时间。对于慢性病，我们真的束手无策了吗？

有研究表明，80%的冠心病、90%的Ⅱ型糖尿病、30%的癌症，可以通过控烟限酒、健康饮食、规律性运动等办法来预防。因此，我们提倡健康的生活方式。这些方式就像是慢性病的四大天敌，帮助我们驱赶慢性病。总结起来就是：合理膳食，适量运动，戒烟限酒，心态良好。

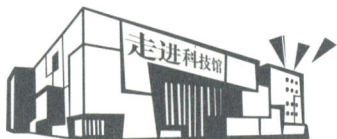

戒烟限酒，健康生活

世界卫生组织研究发现，个人行为与生活方式对健康的影响占60%。获得健康最简单也最有效的方法就是培养健康的生活方式，把健康融入生活的方方面面。《中国公民健康素养——基本知识与技能》（2024年版）中重点提到了戒烟限酒对于健康生活的重要性。展品"酒杯消耗的健康""烟卷燃烧的生命"直观地展示了摄入过多的酒精和烟草对人体内各个器官的危害。酗酒还会损伤肝脏功能，引起酒精性肝病。烟草中的烟焦油会减弱气管纤毛的运动，导致慢性支气管炎，损害肺泡，引起肺气肿，甚至导致细胞病变引发癌症；尼古丁会损伤血管内壁，导致动脉粥样硬化，引起血栓。酒精和尼古丁都会引起交感神经兴奋、心跳加快，严重过量还会造成脑损伤，引起脑萎缩；降低胃肠黏膜的保护功能，导致胃肠道功能紊乱，引起胃肠炎和溃疡。

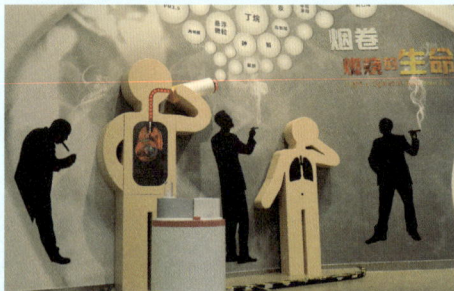

烟卷燃烧的生命

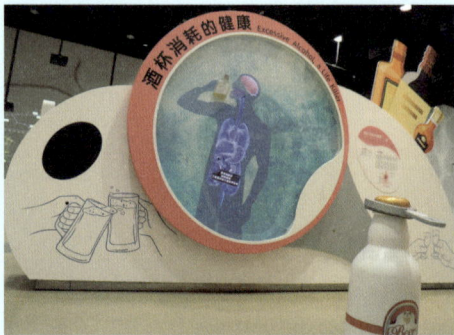

酒杯消耗的健康

"民以食为天"，这里简单介绍一下合理膳食。我们国家根据《中国居民膳食指南（2022）》，结合中国居民的膳食结构特点设计了《中国居民平衡膳食宝塔（2022）》。平衡膳食宝塔有五层，包含每天应吃的主要食物种类。宝塔各层位置和面积不同，代表各类食物在膳食中的地位和应占的比例。平衡膳食的八项准则是：一、食物多样，合理搭配；二、吃动平衡，健康体重；三、多吃蔬果、奶类、全谷、大豆；四、适量吃鱼、禽、蛋、瘦肉；五、少盐少油，控糖限酒；六、规律进餐，足量饮水；七、会烹会选，会看标签；八、公筷分餐，杜绝浪费。

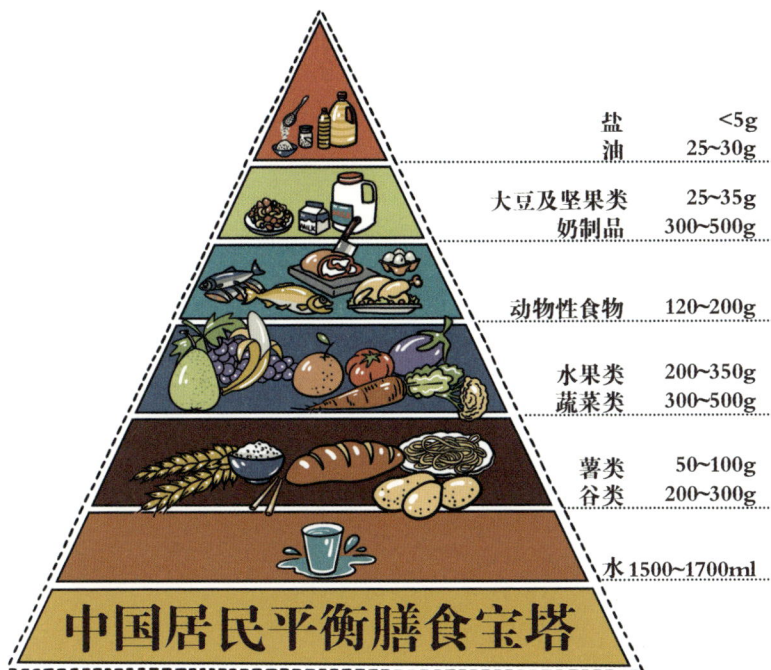

盐	<5g
油	25~30g
大豆及坚果类	25~35g
奶制品	300~500g
动物性食物	120~200g
水果类	200~350g
蔬菜类	300~500g
薯类	50~100g
谷类	200~300g
水	1500~1700ml

中国居民平衡膳食宝塔

同学们，让我们相互推荐这些好方法吧。把它们介绍给我们的爸爸妈妈和爷爷奶奶们，希望他们能健康生活。

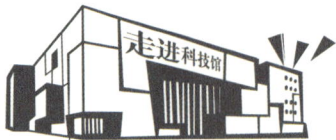

为自己点餐

每天每餐究竟该怎么吃呢？展品"为自己点餐"会提供一些建议。点击互动屏幕上的开始按钮，当展台上的实物模型旋转到你面前时，点击选择食物，多次选择后最终确定菜单，搭配自己的一日三餐。

系统会对所选择食物的各种成分摄入量进行分析，指导体验者如何更好地搭配三餐食物。参考《中国居民膳食指南（2022）》，一个成年人一日三餐应摄入谷薯类275g，鱼肉蛋类140g，乳豆类325g，蔬菜水果类600g，以达到平衡膳食的目的。

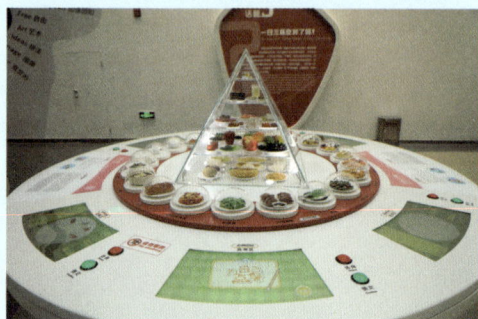

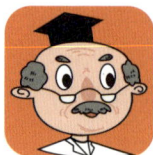

共病同治

共病是指两种或多种慢性疾病共存的状态。共病会增加疾病评估与诊疗的难度，消耗更多医疗资源，降低患者生命质量，增加患者死亡风险。

共病往往需要"同服"多种药物，容易出现重复用药、药物滥用和配伍禁忌。所以我们要谨记，药不是吃得越多越好，要去医院跟医生咨询，尽量简化方案、优化处方。联合用药数量大于等于 5 种就容易发生不良反应。对于需要长期服药的老人，推荐选用长效制剂，这有利于帮助他们减少漏药、断药的发生。

我们要督促家里老人及时用药，并观察他们用药后的状况。在物质及精神层面也要给予他们支持与关怀，让他们保持健康的身心状态，这些都有利于提高慢性病患者的用药依从性和安全性。

《中华人民共和国基本医疗卫生与健康促进法》于 2019 年通过，明确提出："公民是自己健康的第一责任人，树立和践行对自己健康负责的健康管理理念，主动学习健康知识，提高健康素养，加强健康管理。倡导家庭成员相互关爱，形成符合自身和家庭特点的健康生活方式。"此外我们国家在《健康中国 2030 规划纲要》中提出，"共建共享，全民健康"是建设健康中国的战略主题。

在追求健康的道路上，我们要学习健康知识，养成健康习惯，增强自律，并将这些方法相互交流广泛传播。

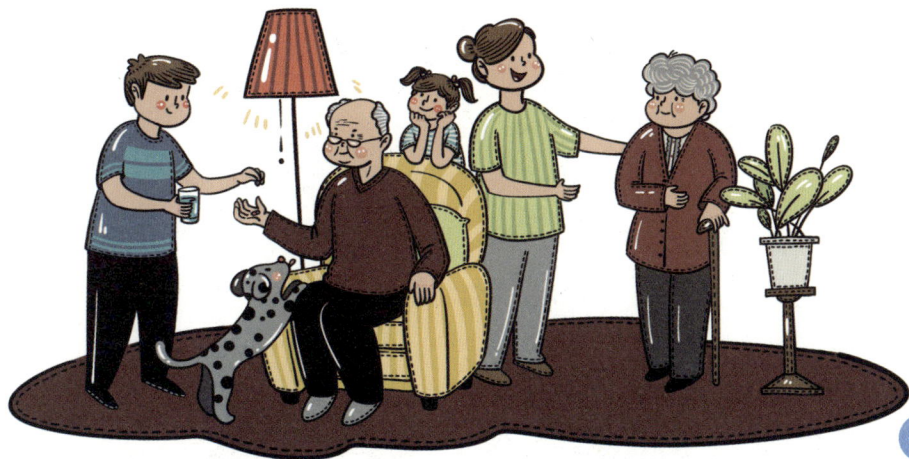

治疗癌症的先进方法

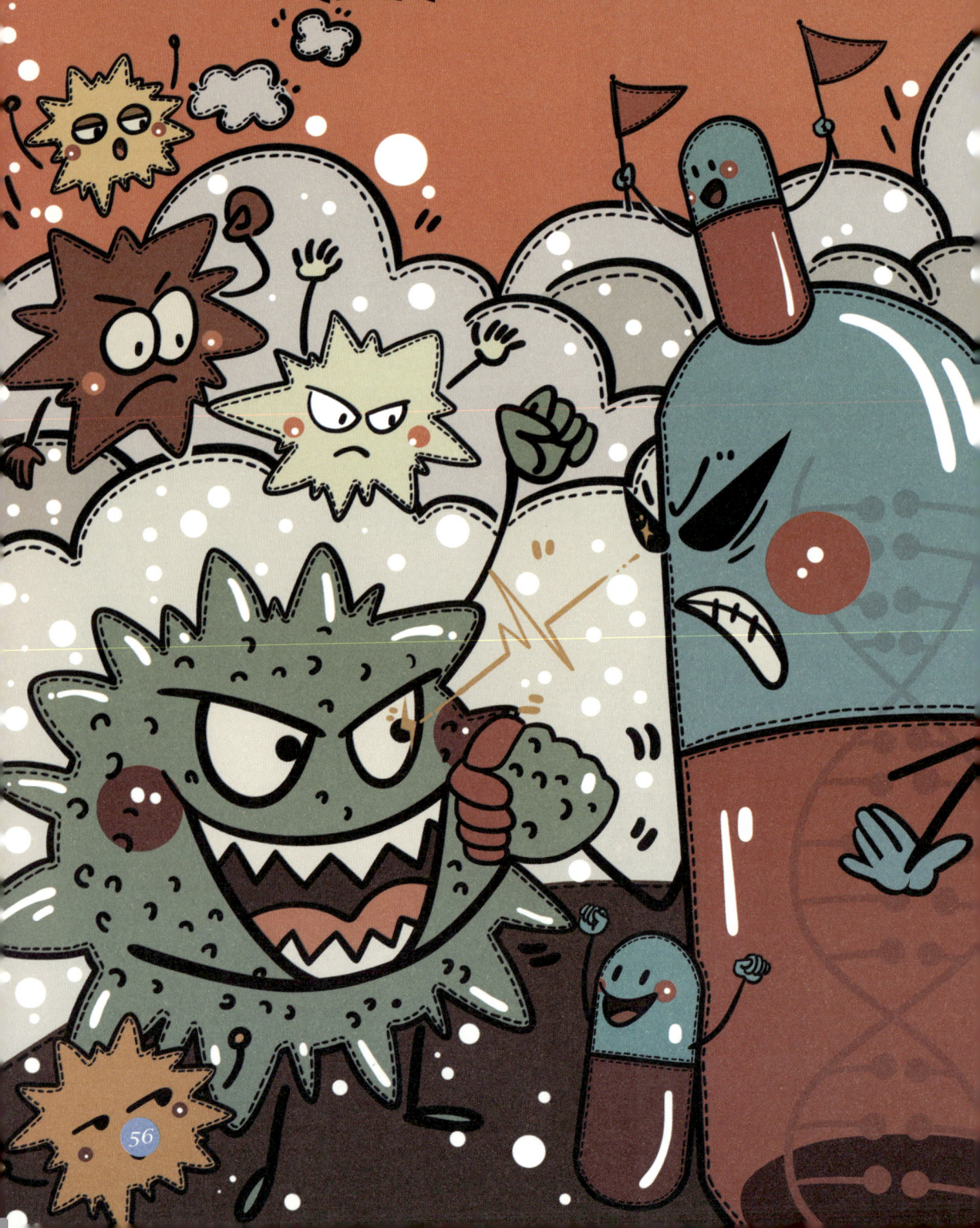

在我国，几乎所有以治疗癌症为主要目的的专科医院都叫"肿瘤医院"而不是"癌症医院"。似乎"肿瘤"这个词听上去更委婉、更温和，可以让第一次到医院看病的人不是那么焦虑。那么什么是癌症呢？它与肿瘤之间又是什么关系？

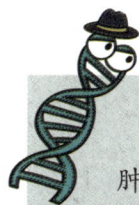

肿瘤

肿瘤是原本正常的细胞异常增生而形成的新生物。根据"异常"的程度，肿瘤可以分为良性肿瘤与恶性肿瘤。一般来说，良性肿瘤对机体危害小，恶性肿瘤对机体危害很大。

在专业的医学书籍《病理学》中有对癌明确的定义：来自上皮组织的恶性肿瘤。看来，癌是肿瘤的一种类型。一方面，它是恶性肿瘤；另一方面，还需要发生于上皮组织。

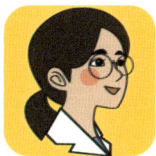

癌只是恶性肿瘤的一部分

我们经常听到的"癌症"，其实只是恶性肿瘤的一部分，如胃癌、肝癌及肺癌等。还有很多恶性肿瘤不是来自上皮组织，如来源于血液系统的白血病、来源于骨组织的骨肉瘤及来源于纤维组织的纤维肉瘤等。我们从这些疾病的名字上也能发现线索：恶性肿瘤中除了"癌"，很多都是用"肉瘤"命名；而良性肿瘤多以"瘤"命名，如纤维瘤、平滑肌瘤及脂肪瘤等。也有少数例外值得注意，如皮肤中的肿瘤"黑色素瘤"就是一种恶性肿瘤，它对应的良性肿瘤称为"色素痣"。

两千多年前，《黄帝内经》中就曾提出"上医治未病，中医治欲病，下医治已病"，其中"上医治未病"的意思是"医术最高明的医生是能够预防疾病发生的人"。这对于一些危害非常大的疾病来说尤其重要。遗憾的是，任何预防方法都无法彻底避免癌症的发生。

这是因为，癌症起源于基因突变。任何一种致癌因素，如环境污染、吸烟、电离辐射、家族遗传或是感染了与肿瘤相关的病毒，最终都是通过增加细胞的基因突变数量导致癌症。即使避免了所有的致癌因素，基因突变依然存在。

DNA 分子具有独特的双螺旋结构，复制时螺旋结构将会打开，利用旧链上的信息，可以精准地形成新链，最终生成两条一模一样的 DNA 分子。

由于 DNA 分子超乎想象地长，它们复制一次的工作量非常非常大。尽管复制的过程在监管下准确度非常高，但还是难免发生错误，即基因突变。可见，即使没有致癌因素的干扰，在正常的细胞生长、分裂过程中也会出现基因突变。从这个角度看，细胞

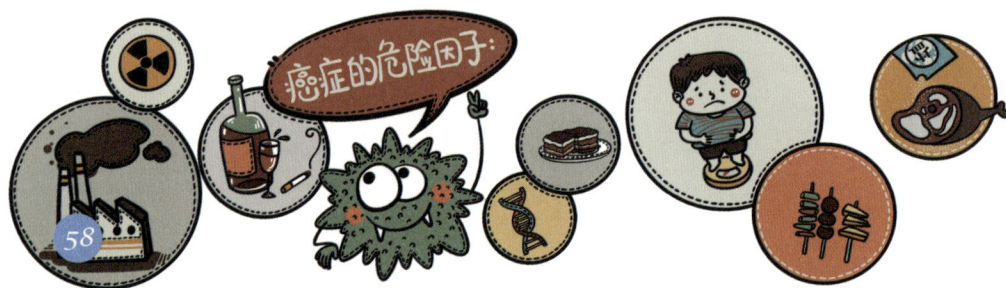

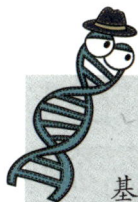

基因

　　基因是 DNA 分子上含有遗传信息的片段，存在于几乎每一个人的体细胞中。随着部分细胞正常的衰老、死亡，另一些更为"年轻而有活力"的细胞需要进行分裂再"克隆"出一个新的细胞来维持机体稳定。我们人类大概有2万多个基因。细胞在分裂时，基因会随着 DNA 复制而分配到两个新的细胞中去。

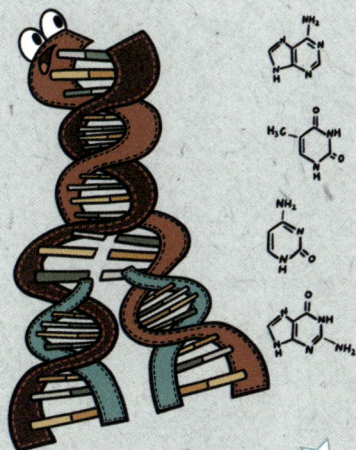

DNA 的复制

　　分裂次数越多，越容易患癌。所以，年龄是癌症的一个重要危险因素。随着年龄的增长，人体细胞分裂的次数逐步累加，患癌的可能性也就更大。

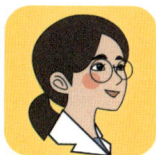

癌基因与抑癌基因

　　突变发生的位点也很关键。在人类2万多个基因中，有大概100多个较为特殊的基因，它们被归类为"癌基因"与"抑癌基因"。这些基因已被证实与细胞癌变的发生密切相关。如果突变发生的位点刚好处于这些基因片段上，那么可能会产生以下几种情况。

● 什么都不会发生。是的，癌变没有那么容易，突变也许什么都影响不了。

● 癌基因被激活，细胞更容易癌变。

- 抑癌基因失活，抑制癌变的功能减弱，细胞也更容易癌变。

- 也有可能运气不错，完全反过来，癌基因失活或是抑癌基因的功能得到增强。这样似乎就没有不好的地方。于是又成了第一种情况：什么都不会发生。

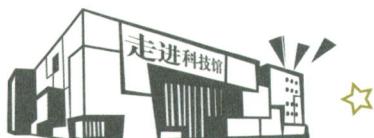

解读基因密码

DNA 不断复制的过程中，基因中蕴含的信息是如何传递下去的呢？基因是核苷酸的序列，在基因复制的过程中，核苷酸之间会靠碱基两两配成一对，形成"碱基对"，这个过程也叫做碱基互补配对。而碱基对的排列方式与配对规律，就是基因中的密码。

展品"解读基因密码"揭示了碱基互补配对的规律。组成 DNA 的碱基共有四种，分别是腺嘌呤（A）、胸腺嘧啶（T）、胞嘧啶（C）、鸟嘌呤（G）。形成 DNA 双螺旋的两条链靠碱基配对结合在一起，A 与 T 配对，C 与 G 配对。而碱基对在 DNA 中线性排列，形成碱基序列，从而构成 DNA 编码遗传信息的化学结构。人体 DNA 含有 30 多亿个 DNA 碱基对。四种碱基的排列组成序列，形成 DNA 编码遗传信息的化学结构。

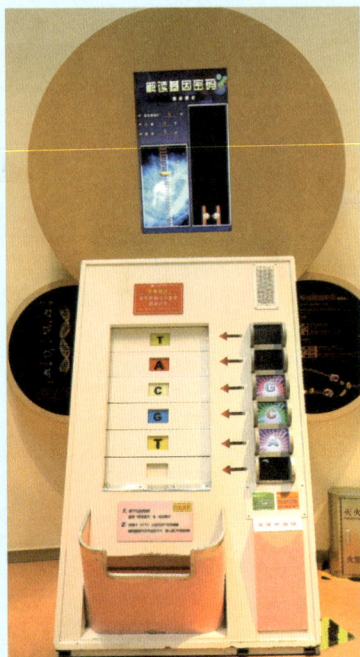

总之，从概率上看，突变发生在"癌基因"与"抑癌基因"上会增加原本很低的细胞癌变率。

既然癌症可能无法预防，那么我们应该怎么办呢？免疫系统是人体内对付细胞癌变的天然屏障。完备的免疫系统可以识别并清除不正常的细胞，这其中也包括癌细胞。所以同学们，养成良好的饮食习惯、保证规律又充足的睡眠、维持适度的锻炼，可以把自己的身体调节到良好的状态，这有助于免疫系统的正常工作。

癌症的早期诊断、早期治疗也非常关键。癌症对人体的重大危害主要发生在疾病发展至中晚期时。如果能在早期将癌症筛查出来，就能"大事化小"，并能获得非常好的治疗效果。

虽然同学们年纪还小，离这类"老年病"还比较遥远，但读完此书之后，可以给自己的家人提供一些建议。

● 不要错过年度常规体检，在体检中选择肿瘤标志物的筛查。这样可以在极早期发现一些癌症的线索。如果筛查结果异常，可以继续到专科医院进行深入检查。

● 对于有肿瘤家族史的家庭，应该在体检时有针对性地进行特殊检查。例如，家族中有多名胃癌患者，应该于40岁时（甚至可以在35岁或更早）做一次胃镜检查。即使结果没有异常，以后也应比常规人群加大筛查频次。

● 对于年龄较大的家庭成员，可以考虑对常规体检中不关注的器官和组织进行"巡回抽查"。比如，从来没有在体检中做过脑部检查的人，可以考虑做一次脑部的磁共振成像检查。如果结果没有问题，那么在未来几年脑部发生恶性肿瘤的概率也不太大。

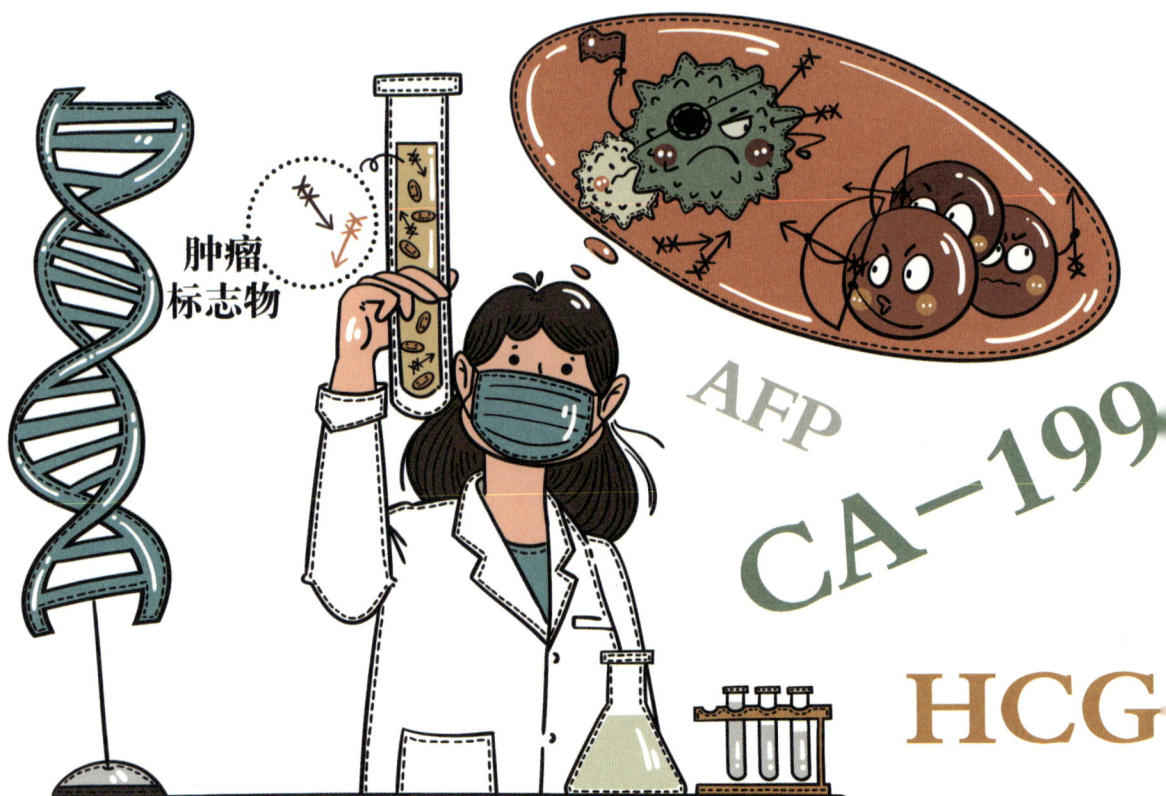

肿瘤
标志物

AFP

CA-199

HCG

※ 肿瘤标志物是由肿瘤细胞释放或是人体对肿瘤细胞发生反应后产生的物质。这些标志物可以从血液中检测出来。不同的肿瘤类型标志物不尽相同，可能具有特异性，有利于提示我们做进一步检查而发现早期癌症。

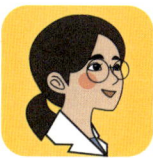

治疗癌症的方法

为了便于理解，我们将癌症的治疗方法大致分为"传统方法"和"新方法"两类。注意，传统方法并不是"落后的"方法。

由于癌细胞具有极大的异质性，不同类型的癌症，或是同一种癌症发展至不同的阶段，抑或癌症侵犯的组织不同，治疗方法的选择也不同。常常还需要将不同的方法进行合理的组合才能达到最佳的治疗效果。

传统的治疗方法主要包括手术治疗、化学治疗（化疗）及放射治疗（放疗）。恶性肿瘤对人体最大的危害就是远端转移。如果可以在早期发现癌细胞的踪迹，就可以在它们还没有来得及转移到别的器官、组织之前直接使用手术将其完全切除。这真是一个非常完美的治疗方案。

但事实上，如果没有仔细的体检及对肿瘤主动的筛查，在早期发现癌症是非常困难的。当癌症进展至中晚期，就意味着仅通过手术治疗可能无法完全清除癌细胞，如果运气不好的话，可能手术已经无法起到治疗作用了。

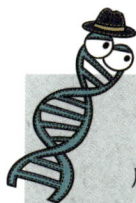

肿瘤的异质性

肿瘤的异质性是恶性肿瘤的一个重要特征。癌细胞不受控制地反复分裂，使得后代细胞与正常细胞的差异越来越大，甚至在这些后代癌细胞之间也有很大的不同。这种异质性直接导致了使用单一的治疗手段可能不足以消灭所有的癌细胞。

化疗（利用化学药品）及放疗（使用放射线）可以直接对癌细胞进行杀灭。由于前面提到的肿瘤异质性及转移性等问题，这两种方法将由医生根据患者的具体情况决定如何更有效地加入到治疗方案中去。化疗的基本原理就是给癌细胞"下毒"。化疗药物根据攻击癌细胞位点的不同及作用机制的差异分为很多类型。但总体来说，它们是通过识别那些快速分裂又具有异质性的细胞来区别癌细胞和人体正常细胞的。这种方法的优点是无论癌细胞在人体内转移到哪个角落，化疗药物都可以通过血液循环找到它们并进行攻击（尽管有时在穿越某些生理性"屏障"时可能有点困难）。

但不幸的是，体内那些生长迅速、分裂较快的正常细胞也会被误认为是攻击的目标。例如处于生发周期中的毛囊干细胞、骨髓中的造血细胞及消化道黏膜细胞等。这些细胞在被化疗药物部分杀死之后分别会使人体出现脱发、白细胞和血小板计数降低及易于恶心呕吐等副作用。放疗中使用的各类放射线（高能 X 射线、γ 射线及带电粒子如电子、质子和重离子等）也是通过识别增殖活跃的细胞来杀伤癌细胞的。与化疗的全身性治疗不同，放疗主要针对体内存在癌瘤的特定部位进行局部治疗，并且放射线的照射区域可以精确地定位，避免"伤及无辜"。放疗也有一定的副作用，如可能出现身体虚弱无力、免疫功能下降等。

近 20 年来，抗癌手段的研究势头方兴未艾，其中有两种获得了举世瞩目的成绩：一种是免疫治疗，另一种是分子靶向治疗。

我们前面介绍过，人体的免疫系统天然地具备识别异常细胞的能力。但是这种能力在精细的调控下有一个限度，如果清除能力过强，就有可能出现"误杀"，对一些正常的细胞或组织进行破坏。而在癌症发展至中晚期时，免疫系统的识别和清除能力往往是"管不了这么多了"。通过药物或是免疫细胞移植人为地增加免疫系统对癌细胞的识别与清除能力，能更大范围地杀死癌细胞。当然，这也将带来一定的副作用。

分子靶向治疗是先对癌症进行分子生物学研究，识别出多种基因突变位点，然后根据这些位点研发出有针对性的药物对患者进行治疗。这种方法的优点是靶向性好、疗效好、副作用非常小，

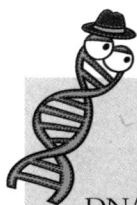

近年来，我国科学家在相关领域取得了显著的研究进展。DNA复制的首要步骤是在复制起点处解开双链（即解螺旋），并准备好以单链为模板进行后续的复制。这一过程中，解旋酶基因编码的MCM双六聚体扮演着关键角色，它能与复制起点处的DNA结合，形成"初始打开结构"，确保复制过程的顺利进行。中国学者的研究揭示，一旦初始打开结构受损，MCM双六聚体便无法稳定地结合在DNA上，这将直接抑制DNA的复制活动。

此发现对于抗癌研究具有重大意义。通过阻断癌细胞的复制起始阶段，我们有望开发出一种全新且高度精准的抗癌疗法。然而，值得注意的是，这类前沿研究成果在应用于癌症患者之前，还需经过一系列严格的验证。这包括在分子、细胞及组织器官层面进行体外研究，做动物试验，以及更为严谨的临床试验。现有的各种肿瘤治疗方法，也是通过这样一步步的研究与验证建立起来的。

体现出了"将箭射至靶心"的准确度。但是有一个问题，不是每一种肿瘤都适合靶向治疗，患者需要足够的运气，即所患的癌症刚好有已经研发好的靶向药物可以供其选择。

在不远的未来，基因治疗有望出现重大突破。近年来兴起的基因编辑技术能够快速高效地改变基因序列，特别适合应用于癌症的诊断与治疗。该技术的应用前景包括以下几种。

● 研发出更灵敏的分子诊断工具，可以在极早期识别细胞癌变。

● 精准改造免疫细胞，升级现有免疫疗法。

● 将癌细胞中突变的基因进行"修正"，或是通过基因编辑直接杀死癌细胞。

除了以上提到的各种治疗手段，对癌症患者的心理疏导也应加以重视。癌症患者在疾病进展过程中会发生巨大的心理变化。对癌症患者的心理疏导应主要从缓解压力及转移注意力等角度入手：引导患者多与病友沟通交流经验、互相鼓励；也可以引导患者将注意力转移到兴趣爱好中，并适度进行体育锻炼。对癌症患者实施心理治疗需要长时间的坚持。如果家人不幸患了癌症，我们的陪伴也是非常好的治疗方法之一。

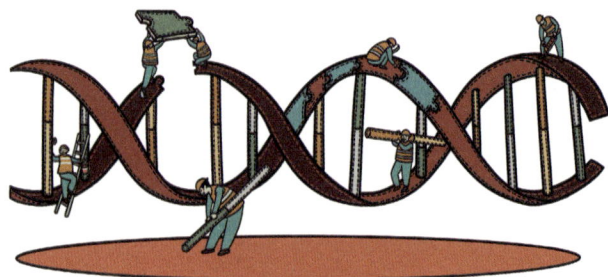

基因编辑示意图

※ 发明基因编辑技术的两名女科学家 Emmanuelle Charpentier 和 Jennifer A. Doudna 获得了 2020 年诺贝尔化学奖。她们利用发现的 CRISPR/Cas9 基因剪刀，可以高度精确地改变生物的 DNA。

一株青蒿
改变世界

生病的时候，爸爸妈妈会拿出一些小药片或者冲剂让我们喝，在病情严重时还会带我们去医院打针输液。生病时，这些神奇的药物能帮我们尽快恢复健康。但在健康时，我们往往忽略了它们的存在，更不会想到这些小东西对人类的贡献之巨甚至可以改写人类历史。

为了感受药物的神奇之处，我们先讲两个故事吧。

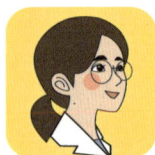

立过战功的青霉素

没有青霉素的年代，大量士兵因为创伤后细菌感染引发败血症而死亡，甚至死于伤口感染的士兵数量远远高于战场阵亡的人数。1928年，细菌学教授弗莱明偶然发现，细菌培养皿上的蓝绿色霉菌抑制了细菌的生长。他将这种真菌进行培养后发现，其分泌物确实能够杀死特定的细菌。他根据真菌部落的名称"Penicillium"将这种抗菌物质命名为青霉素。但成果一直无人问津，直至1939年牛津大学病理学弗洛里教授和德裔生物化学家钱恩对青霉素进行提取和纯化，解决了其稳定性问题，才得以在1940年获得满意的动物实验结果。起初英国并没有药厂进行投产，直至后来弗洛里教授携青霉素远渡重洋，在美国才获得资助。

1944 年英美联军在诺曼底登陆，大量士兵受伤，急需抗菌药物。青霉素大显神威，它通过阻断细菌细胞壁的合成导致细菌死亡，防止了伤口感染，使无数伤员保住了肢体和性命，迅速扭转了战争局面。一个药物的出现拯救了无数的生命。

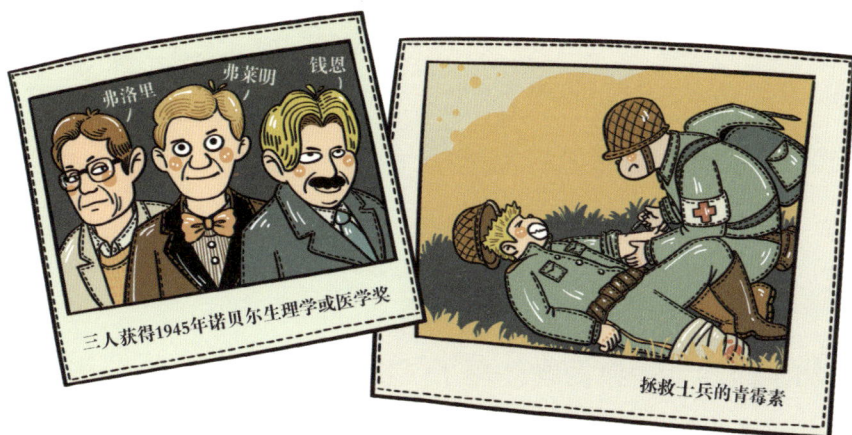

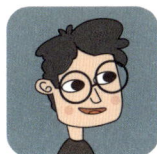

三人获得1945年诺贝尔生理学或医学奖

拯救士兵的青霉素

治疗疟疾的青蒿素

疟疾是一种由疟原虫引起的传染病，曾与艾滋病、癌症并称为"三大死亡疾病"。20 世纪 60 年代，随着疟原虫对氯喹广泛产生耐药性，疟疾对人类健康的威胁再度加剧，研发新型抗疟药物成为当时全球的迫切需求。1971 年，人们发现青蒿的提取物可以很好地抑制疟原虫，可惜结果并不稳定。屠呦呦教授重新回溯东晋葛洪的《肘后备急方》，根据文献资料和自己对中医的理解，提出低温条件提取有效成分的方法。实验发现，青蒿提取物对鼠类疟疾显示出了 100% 的抑制率。为了推进临床试验，屠呦呦与同事自愿成为第一批毒性和剂量探索试验的受试者，确认了青蒿提取物对人体的安全性。随后成功分离出活性成分青蒿素，并获得了衍生物双氢青蒿素

青蒿

（DHA）。20 世纪 80 年代，青蒿素及其衍生物作为特效抗疟药，为全球疟疾防治做出了重要贡献。

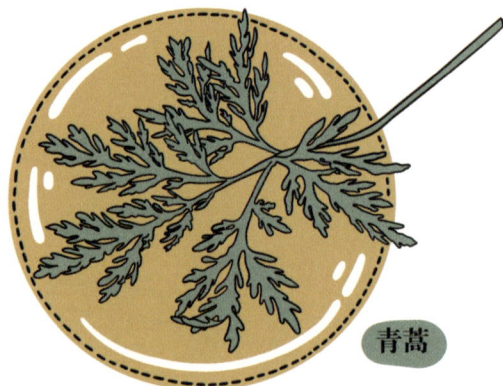

这两个国内外经典药物体现了"医药的神奇作用"，但是细心的读者肯定有很多疑问：

为什么弗莱明要培养细菌？

为什么弗莱明发现了青霉素，却没有做成药品？

从青霉素的发现到制成药物用到患者身上为何要经历近 20 年的时间？

为什么弗洛里要和生物化学家钱恩一起研究？

为什么屠呦呦教授还要开发双氢青蒿素？

为什么屠呦呦教授及其同事要做毒性和剂量探索试验的受试者？

……

这些问题的答案都跟药物的研发历程有关。下面将带大家具体了解药物需要经历哪些步骤才能最终走到大家面前。

双氢青蒿素

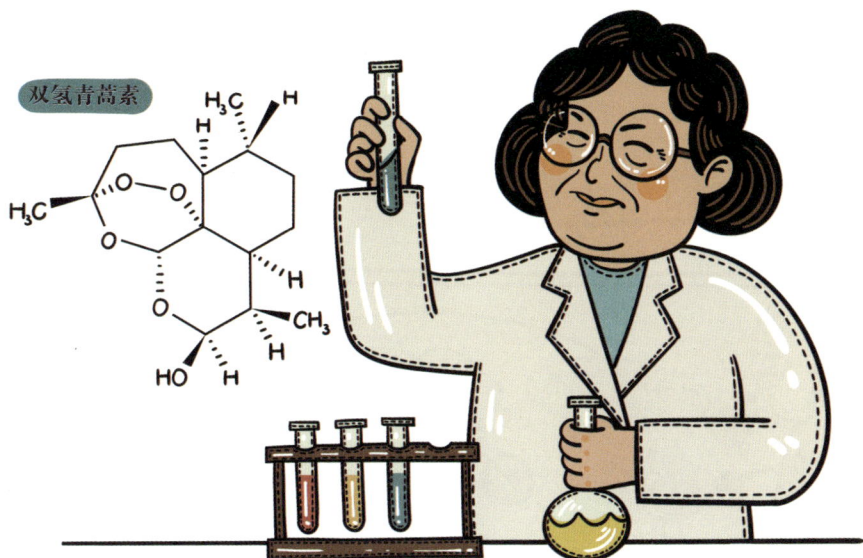

※ 2015 年，屠呦呦教授获诺贝尔生理学或医学奖，表彰其在寄生虫疾病治疗研究方面取得的成就。

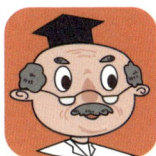

发现药物靶点

美林（布洛芬混悬液）为什么可以退热？要弄清楚这个问题，就要清楚是什么引起了发热。当人体受到感染或其他刺激时，免疫系统会激活环氧酶 -2（COX-2），这种酶能将花生四烯酸（AA）转化为前列腺素 E_2（PGE_2）。PGE_2 是导致体温升高的关键介质。布洛芬通过选择性抑制环氧酶 -2（COX-2）的活性，阻断 AA 向 PGE_2 的转化过程，快速降低中枢神经系统内 PGE_2 水平。当 PGE_2 浓度下降时，下丘脑体温调定点恢复正常，从而实现退热效果。

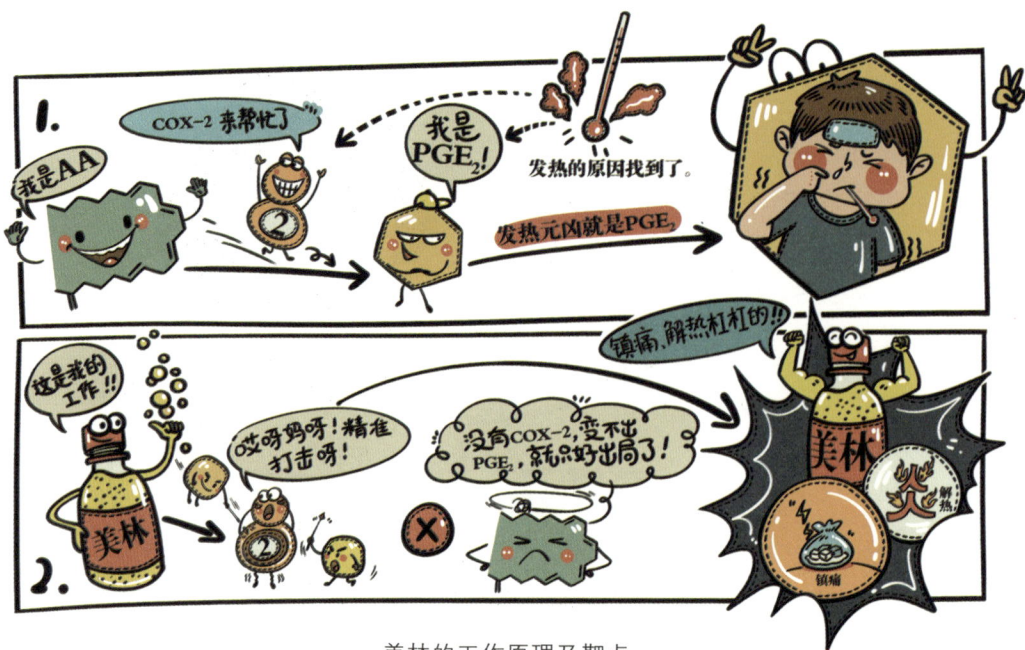

美林的工作原理及靶点

简单来讲，药物（美林）通过 COX-2 发挥作用，COX-2 就是靶点。科学家们在研究疾病的过程中发现了"某分子或蛋白诱导疾病发生，对这个分子或蛋白进行干预或破坏可以阻止疾病产生"。那么这个分子或蛋白就有可能成为靶点。

确定靶点后，药物化学家就要开始寻找能够打击靶点的武器。这些有希望打击靶点的武器统称为先导化合物。先导化合物的来源可以是动植物、海洋生物等天然产物，也可以根据靶标的空间结构进行模拟设计和合成（就像根据锁眼的结构来配钥匙一样），还可以是已有的经验或资料报道。科学家以先导化合物为基础，设计并合成很多新化合物，然后进行筛选检验，最终推选出表现最好的化合物作为候选药物，进入新药开发阶段。

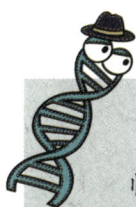

接下来就要进入效果测试阶段。药物的最终目的是应用到临床上去治疗患者。因此，药物在正式治疗大量患者之前，要经过临床前和临床中的测试。

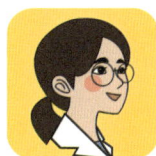

临床

临床是指直接接触患者，对患者进行实际的观察和治疗等活动。

药物上市前的试验过程

科学家并不能一开始就在人身上做实验，而要先在细胞、动物身上进行测试，这些实验被称为临床前研究。

第一步是要合成足够多的、高纯度的候选药物，并通过质谱等分析技术确认其化学结构。

第二步即可开展药理实验。先建立标准化的动物疾病模型，然后给这些动物设置不同剂量组，通过定量检测生理指标来评估药物能否治疗或改善症状，这就是药效学实验。

动物给药后还要了解药物在动物体内随时间变化的规律，包括药物的吸收、分布、代谢、排泄，这些属于药代动力学研究的范畴。这些数据可以指导给药途径（以何种方式给药，如口服、吸入或静脉注射等）、给药频率（一天给几次药）与给药剂量（一次给多少能达到治病作用）。

制剂开发是药物研发的一个重要环节。如有的药经胃肠吸收效果很差，就需要改成注射剂。有的药在胃酸里面会失去活性，就需要开发为肠溶制剂，这种制剂可以给药穿上一层特殊的衣服，使药在胃中不受胃酸影响，到达肠道才会被释放出来。

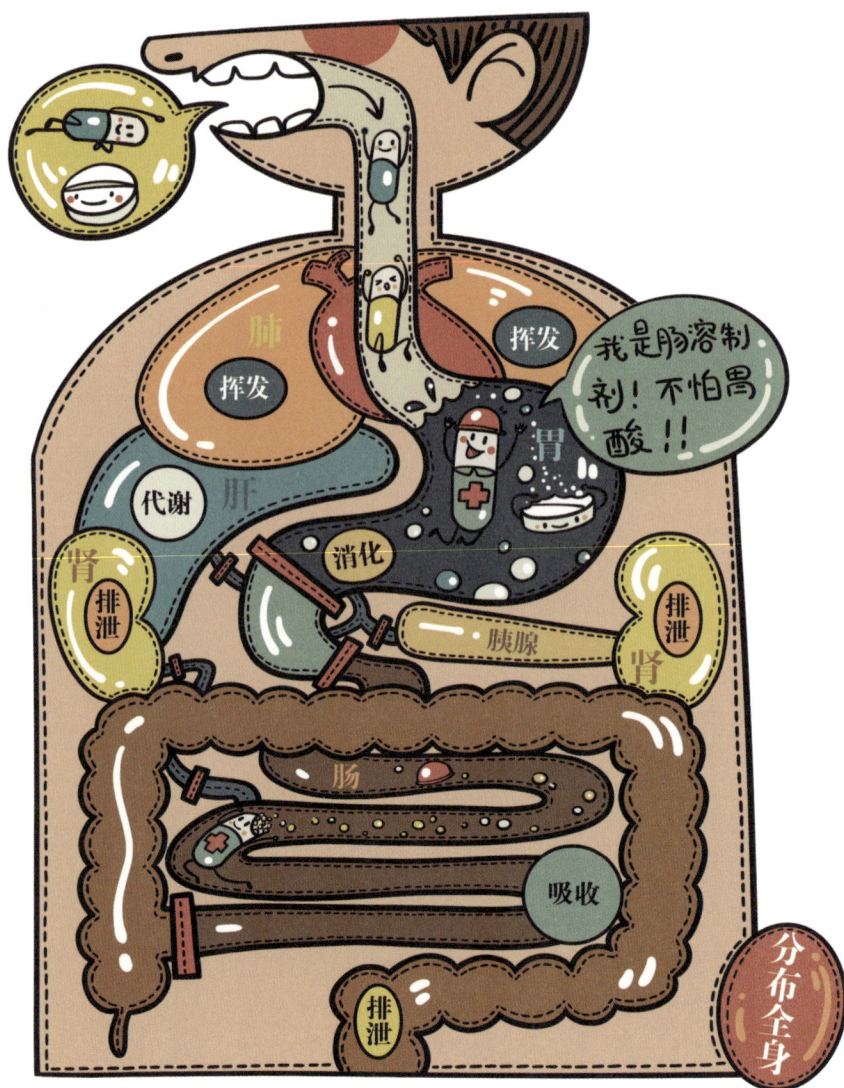

除了测试药物的有效性，还要测试药物的安全性和毒理学特性。药物的安全性除研究其主要治疗作用外，还需研究其在使用规定剂量或超剂量使用时对生理功能的影响，如治疗感冒的药物是否会对心血管系统、呼吸系统或中枢神经系统有影响。毒理试验包括急性毒性、亚急性毒性、慢性毒性、生殖毒性、致癌性、致突变性等研究。

制药人应当以历史上最大的药害事件——沙利度胺（反应停）事件为戒，时刻警醒。1961年，一种用于缓解孕期呕吐的药物"反应停"被孕妇服用后造成生殖毒性，致使她们生下的胎儿四肢特别短小，被称为"海豹儿"。"反应停"事件波及世界各地，受害人数超过1.5万人。毒理学试验是临床前研究权威机构审查的关键环节，其重要性甚至高于对药效的评估。

当候选药物经过临床前的层层测试，证明其安全、有效、质量可控，制剂开发人员才能向药监部门提交新药临床试验申请，进入临床试验阶段。

临床试验主要包括Ⅰ期、Ⅱ期、Ⅲ期和Ⅳ期。每一期的目的和要求均不同，需逐步实施。

1. Ⅰ期临床试验：目的在于观测人体对新药的耐受程度。一般需要征集20~80名健康志愿者。通过给志愿者不同剂量的药物，仔细监测药物在人体内的代谢动力学参数、药效学特征和不良反应，确定将来在患者身上使用的合适剂量和使用频率。

2. II期临床试验：目的是证实药品的治疗作用。本阶段在真正的患者身上进行，需要征集100~500名患者，初步评估药物的有效性和安全性。

3. III期临床试验：目的是确认治疗作用。本阶段在更大范围的患者志愿者身上进行，通常需1000~5000名目标适应证患者。通过大样本随机对照试验，全面评估药物的治疗作用和安全性以及获益－风险比，为上市申请提供关键证据。III期临床试验是整个临床试验中最重要的一步，往往持续很多年，且花费巨大。

4. IV期临床试验：药物上市后，在广泛使用条件下进一步监测其安全性和有效性。本阶段需要大量实际使用该药物的患者，样本量可多达数千至数万人。这一阶段的意义是持续完善药物的安全性信息，可能会修订说明书，甚至在严重情况下撤回药物。

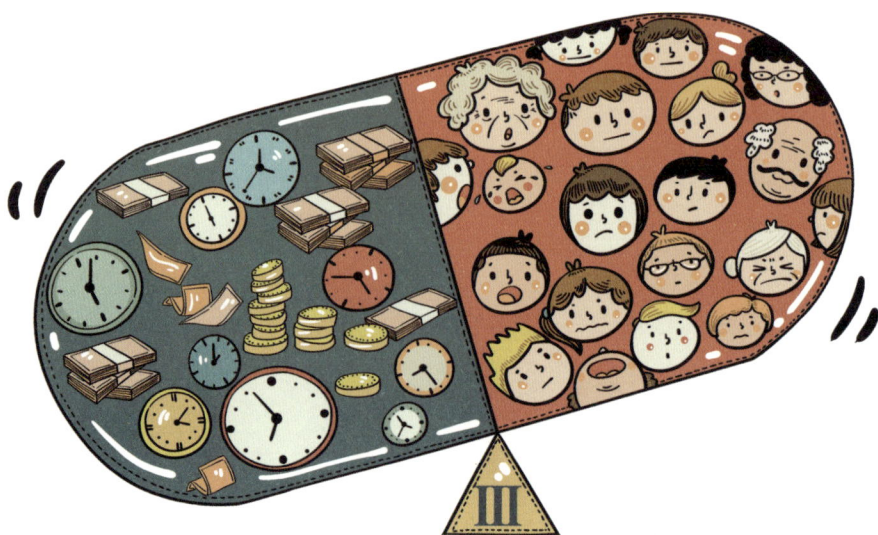

在完成所有临床试验，药物的安全性和有效性得到了验证后，制剂开发人员可以向药监部门提交新药申请。药监部门对新药完成审评后发布药品上市许可。新药申请一旦获得药监部门批准，即可正式摆上药架，供医生和患者选择。

药物上市后，要对其疗效和不良反应继续进行监测，根据监测结果修订药物使用说明书。如果药物被发现存在严重的不良反应，还会被监管部门强制要求加注警告说明，甚至下架。由此可见，一颗小小的药片看似平平无奇，能够出现在我们的生活中却极为不易。

看完上述的药物研发历程你就会明白：弗莱明培养有害的细菌原来是为了找到可以杀死它们的药物。弗莱明虽然发现了青霉素的抑菌作用，但他不是化学家，不擅长提取工艺，导致青霉素的纯度及产量难以保证，治疗效果不稳定。这一技术瓶颈使得青霉素在发现后的十余年间未能得到实际应用。由此可见，新药的研发需要各学科的科学家协同攻关才有可能成功上市。

药物研发是一个需要长期投入且充满风险的领域。中国凭借强大的科研实力和不断增强的创新能力，正在全球药物研发领域占据日益重要的地位。新时代的青少年应当对祖国的医药事业充满信心，为药物研发贡献力量。

强烈的好奇心、抓住机遇、坚持与执着永远是站在每个成功药物背后的研发人员共有的品质。在这场关乎生命的科技竞赛中，每一个看似微小的科研突破都可能成为推动医学进步的关键力量。

医药的作用很神奇，我当时就想，如果我学会了，不仅可以让自己远离病痛，还可以救治更多人，何乐而不为呢？

——屠呦呦

中国在**基因**发展方面的成果

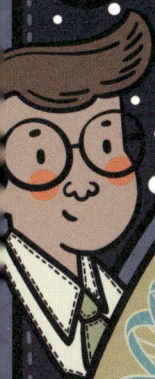

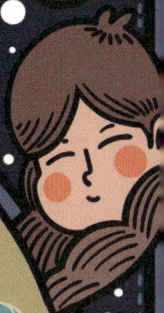

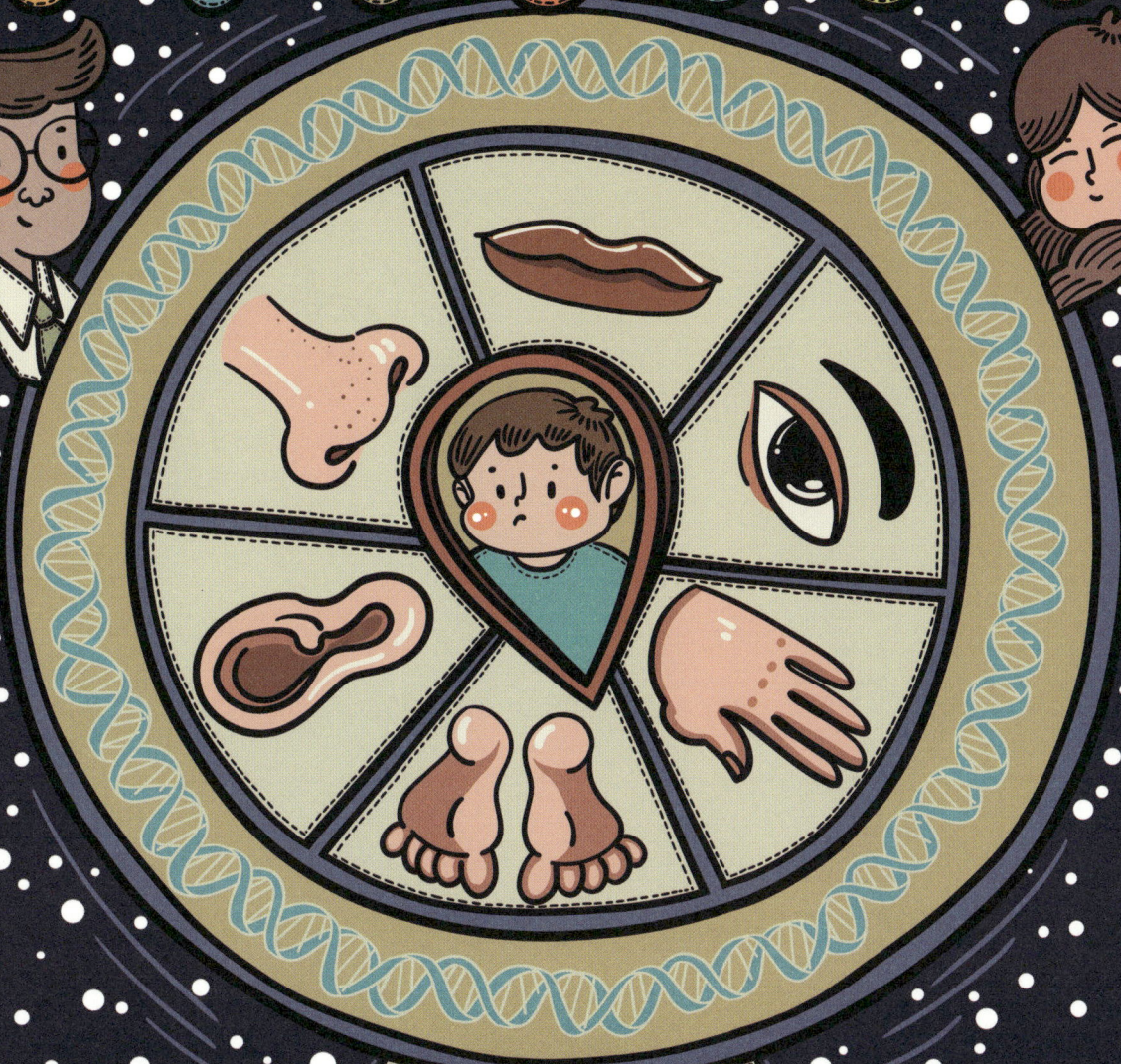

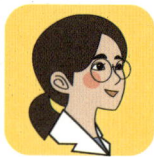

DNA 决定遗传现象

我们都会有这样的经历，有的人说你长得像爸爸，有的人又说你长得像妈妈。为什么我们长得既像爸爸又像妈妈呢？在生物学上，这种现象叫作遗传。我们的外貌、身高等生物特征是由遗传物质决定的，遗传物质来自我们的父母双方。

基因是生物体遗传信息的基本单位，其化学本质是 DNA（脱氧核糖核酸）。DNA 是由含不同碱基的脱氧核糖核苷酸分子排列组合而成的。每个核苷酸包含一个含氮碱基，这些碱基分为四种类型：腺嘌呤（A）、胸腺嘧啶（T）、胞嘧啶（C）和鸟嘌呤（G）。

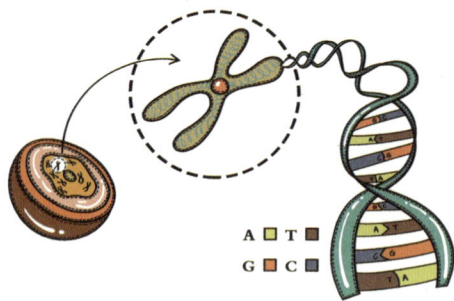

DNA 是螺旋形的双链结构，把它展开铺平后，可以想象为两边是扶手、中间有台阶的楼梯样结构。四种碱基是互补的：当一边是 A，另外一边一定是 T；当一边是 G，另外一边一定是 C。

这些 DNA 储存在哪里呢？几乎所有的 DNA 都被排列形成紧密的螺旋结构，最终形成染色体结构。染色体位于细胞的细胞核内。人类有 23 对染色体，每对染色体中的一条来自父亲，另一条来自母亲。这种双亲遗传物质的精神分配与重组，正是生物遗传多样性的分子基础。

对于某一个特定的基因来说，它在父母双方的两条染色体上都有一个"座位"（基因座），分别控制相应的"性状"。举例来说，控制"单眼皮或双眼皮"这个性状的基因同时存在于一对染色体上，各司其职，称为等位基因。有趣的是，这两个性状是不平等的，双眼皮基因对于单眼皮来说是显性基因，而单眼皮基因是隐性基因。也就是说，两条染色体上只要有一个双眼皮基因，孩子就是双眼皮；只有两条染色体上都是单眼皮基因，孩子

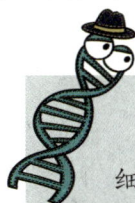

细胞核

细胞核是真核细胞特有的细胞结构，它是真核细胞重要的组成部分。细胞核中包含着携带细胞几乎全部基因的染色体。

才是单眼皮。有的时候，两个基因座位还可能出现三个或是更多的等位基因。就像抢座位游戏一样，虽然座位只有两个，但是人可以是三个，只是最终坐在座位上的只有两个人。例如 ABO 血型系统，就是利用来自父母的两条染色体上的两个座位，"坐着"A（显性）、B（显性）及 O（隐性）三个基因中的两个，它们组合并控制着 AB（基因型 AB：一个座位是 A 基因、一个座位是 B 基因）、A（基因型 AA 或 AO）、B（基因型 BB 或 BO）及 O（基因型 OO）这四个血型性状。还有更复杂的遗传现象：有的性状不仅是由多个基因控制，还很容易受到环境的影响，例如身高、血压及智商等。这类性状就不能简单地说"像爸爸"还是"像妈妈"了，它们的决定因素非常复杂。

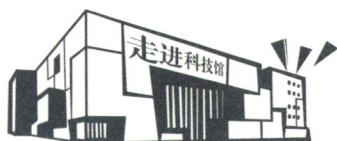

显性与隐性

留心观察一下周围的人，还有什么特征具有家族特性？比如，有没有酒窝、耳垂，头发是不是自然卷……其实这些都可以用等位基因的显性与隐性来解释。如果父母双方都具备显性特征，比如都有耳垂，有没有可能生出隐性特征，也就是没有耳垂的孩子呢？

展品"显性与隐性"展示了有无耳垂、是否是自然卷等几个常见的身体特征在家族中的遗传规律。体验展品时，首先按下按钮选择想要了解的具体性状，例如耳垂，然后依次为爷爷、奶奶、姥爷、姥姥选择有无耳垂与对应的基因型，我们就可以看到爸爸、妈妈有无耳垂的概率以及对应的等位基因的显隐性；同样，将爸爸、妈妈的特征与基因型确定下来后，就能知道孩子可能会出现什么样的特征，是由什么等位基因决定的。通过体验展品，我们可以认识到表现性状与基因显隐性之间的关系，更可以揭秘为什么孩子会出现完全不同于父母的新特征。等位基因的存在，使得后代既可以得到与父母相似的性状，也有机会产生出新的性状，才会出现每一个独特的个体，形成我们的大千世界。

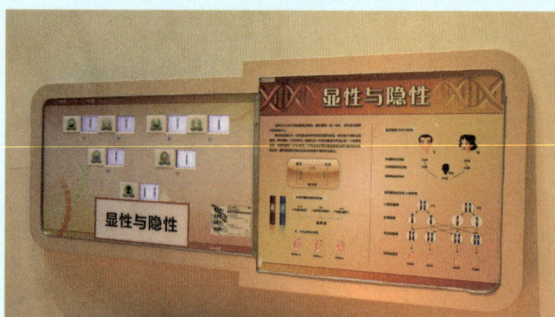

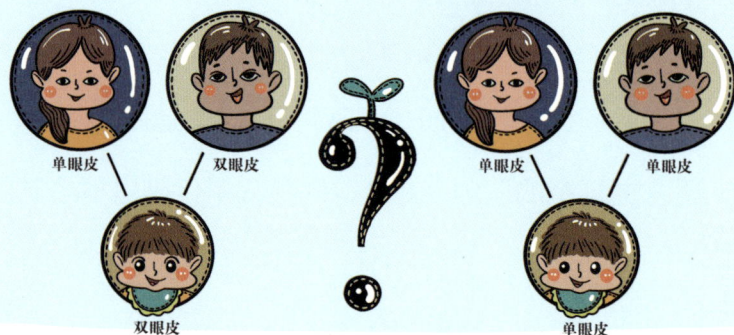

单眼皮　双眼皮　？　单眼皮　单眼皮

双眼皮　单眼皮

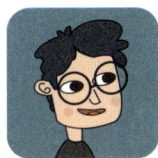

在细胞增殖复制的过程中，为了确保遗传信息准确传递，DNA 的碱基要严格执行互补配对原则。当 DNA 双链被打开，只要根据碱基互补配对原则，各自补齐它的互补链，就可以复制出和原来的 DNA 双链完全相同的两条 DNA。

类似的互补配对原则也会发生在 DNA 和 RNA 之间。以 DNA 为模板转录出 RNA，RNA 经过修饰与剪切，信息最后被翻译成为蛋白质，最终由蛋白质来执行生命过程。这种"DNA → RNA →蛋白质"原则，是描述生物遗传信息流动的基本原则，被称为分子生物学的中心法则。

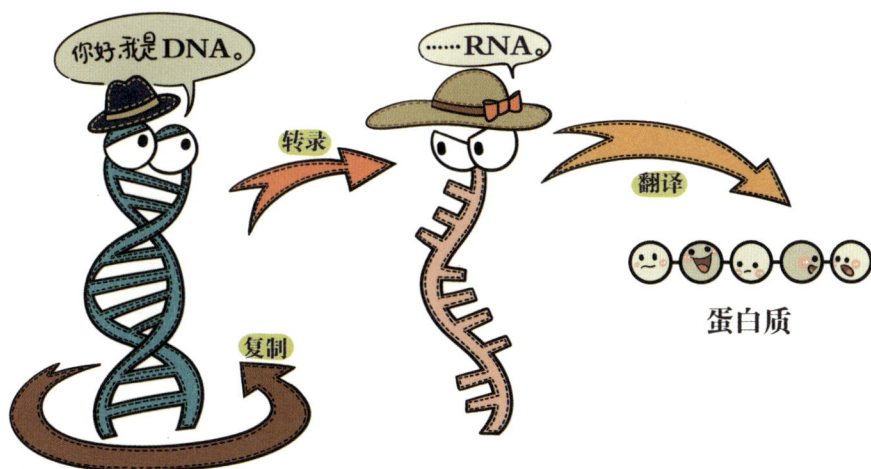

中心法则图

同学们发现了吧，基因是遗传信息的载体。DNA 复制过程中出错、紫外线照射和化学药物刺激等因素，都可能导致基因突变，从而合成出异常蛋白质，导致疾病产生。

于是科学家们想，如果有一个可以供参考的基因组序列，相当于一个标准的模板图谱，那就可以从源头上研究个体的差异和一些疾病的成因了。

1990 年，被誉为生命科学"登月计划"的人类基因组计划正式启动，它的核心目标是揭开组成人体 2.5 万个基因的 30 亿个碱基对的秘密，帮助科学家们研究众多基因的差异以及它们的相互关系。人类基因组计划与曼哈顿原子弹计划和阿波罗计划并称为20 世纪三大科学计划。

截止到 2003 年 4 月，人类基因组计划的测序工作已经完成。其中，2001 年人类基因组工作草图的发表，被认为是人类基因组计划成功的里程碑。中国科学家克服重重困难，参与完成计划的"1%"，在人类科学史的重要里程碑上留下"中国印记"。

拿到了基因模板图，科学家将正常图与疾病图进行比较，开始了"大家来找茬"的游戏。通过对比，科学家发现有些疾病的确与某些基因有密切的关系。例如，乳腺癌相关的基因有 *BRCA1*、*BRCA2* 等，如果女性的这些基因有突变，那么她患乳腺癌和卵巢癌的概率比普通人会高很多。

阿尔茨海默病，俗称老年痴呆，是常见的神经退行性疾病。科学家发现有个叫作载脂蛋白 E（ApoE）的基因跟这个病有关系。如这个基因是 E4 型，则发病率高，发病年龄早；如果是 E2 型，就不容易得阿尔茨海默病。

唐氏综合征是我国发生率最高的出生缺陷之一，现在我们可以用基因测序对母亲血液中微量的胎儿的 DNA 片段进行产前筛查，实现优生优育。

由此可见，通过解析人类的基因组，可以提升个人的健康意识，提前预防疾病发生。一旦患病，还有机会进行个体化治疗。

同学们都学过成语"对症下药"。两个人的症状都是头痛，去找名医华佗看病。华佗给他们开了内容不同的药方。两人很奇怪，担心医生开错药方。华佗却说，两人虽然都是头痛，但病因却完全不一样，因此药方也不相同。后来"对症下药"这一成语，就用来比喻要善于区别不同的情况，正确地处理各种问题。

基因组草图的完成为将人类从基因角度进行区别提供了依据，为一种叫"精准医学"的治疗理念奠定了基础。精准医学的目标是要利用个体独特的基因信息去指导治疗和预防疾病。这种策略在肿瘤治疗方面应用比较多，比如同样是肺癌，可

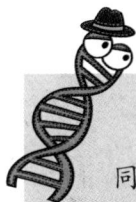

同病异治：由于发病时间、地区、患者体质、疾病发展阶段不同，同一种疾病治法也不同。

异病同治：不同的疾病，在其发展过程中，由于出现了相同的病机，因而采用同一方法治疗。

以根据不同的基因标志物，使用不同的药物进行治疗，这叫作"同病异治"。不同的肿瘤，如果某个基因标志物相同，则可以使用同一种药物进行治疗，这叫作"异病同治"。

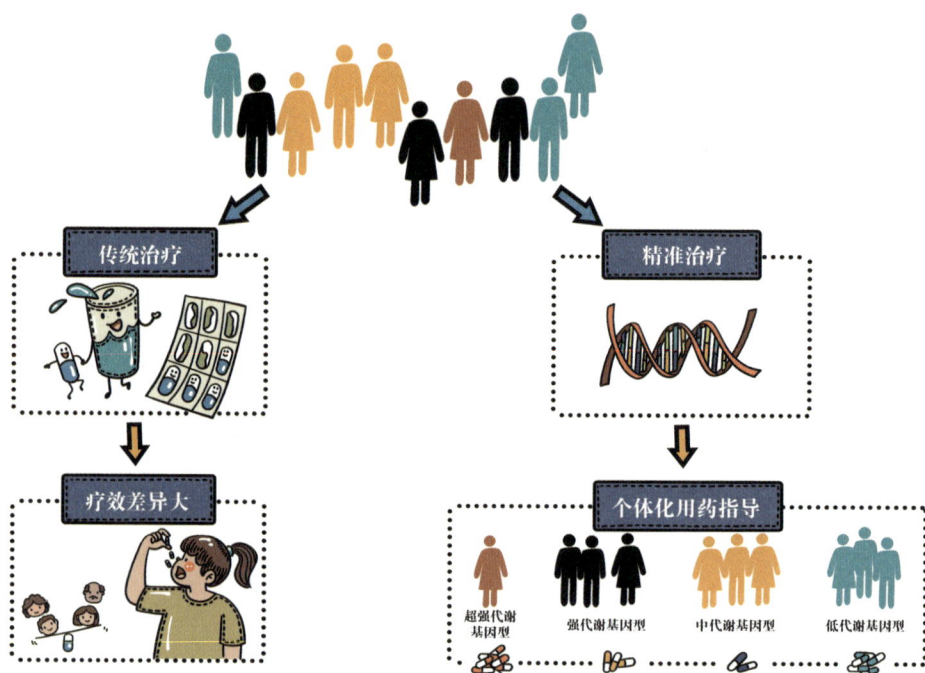

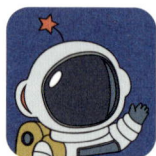

基因编辑技术

基因编辑技术是指通过引导 RNA 将核酸酶引导至目标 DNA 序列，实现对特定基因的精准切割和修改，进而改变生物体的基因组。这一生物技术的发展旨在揭示生命的奥秘、攻克各种疾病、应对生存挑战，以及推动技术革新。近年来，中国在基因编辑领域已实现从技术追赶到全球引领的跨越式发展。

2025年，复旦大学附属儿科医院采用原创基因编辑技术，成功治愈了一名巴基斯坦罕见病女童。该女童患有的重型 β–地中海贫血症，是一种血液系统遗传罕见病。她自出生后就依靠定期输血和药物才能存活。通过上海科技大学自主研发的高精准变形碱基编辑器 tBE，对女童自体造血干细胞进行精准碱基编辑，重建血红蛋白的携氧功能，再将编辑后的造血干细胞回输至女童体内，使其自身血红蛋白浓度达到健康人水平，从而彻底摆脱输血依赖，回归正常生活。

中国科学院院士窦科峰带领研究团队在基因编辑猪肝移植方面取得重要进展，为器官短缺问题提供了新的解决方案。《自然》杂志网站相关报道称这是"将动物器官移植给人的一个里程碑"。

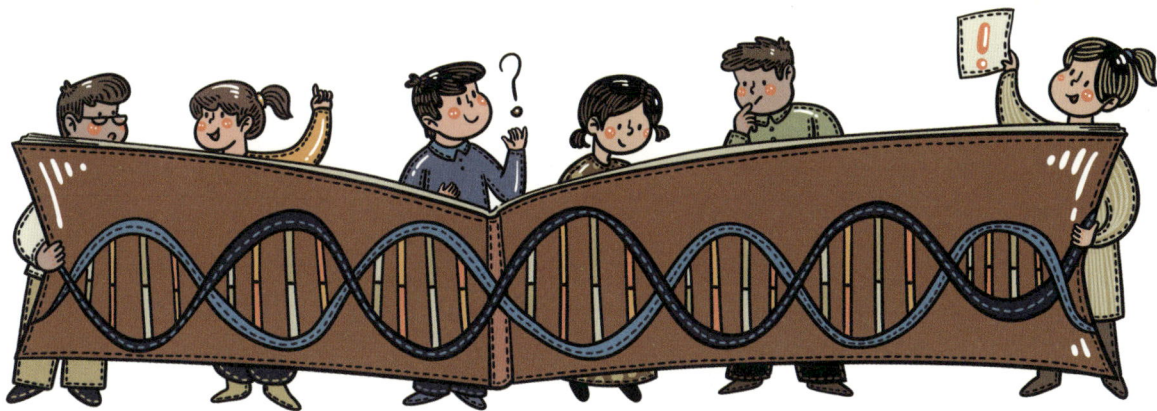

中国科学院团队利用 CRISPR 技术培育出脂肪沉积少、瘦肉率高的瘦肉猪，不但能够增加养猪生产的经济效益，还能满足消费者对高品质猪肉的需求，促进了中国生猪产业的健康发展。

中国科学院动物研究所还开发了一种具有自主知识产权的基因编辑新技术。该技术基于自然界存在的 R2 逆转座系统，结合基因组数据挖掘和大分子工程改造等手段，开发了以 RNA 为媒介进行大片段基因精准写入的 R2 逆转座子工具，成功实现了以 RNA 为媒介的功能基因在多种哺乳动物基因组的精准写入。该技术有望为遗传病、肿瘤等疾病的治疗带来更高效、更安全、更低成本的全新治疗方式。

当前中国在基因编辑领域已形成从基础研究、工具研发到临床转化的完整产业链，未来将继续平衡技术创新与伦理监管，推动该技术惠及更多领域。

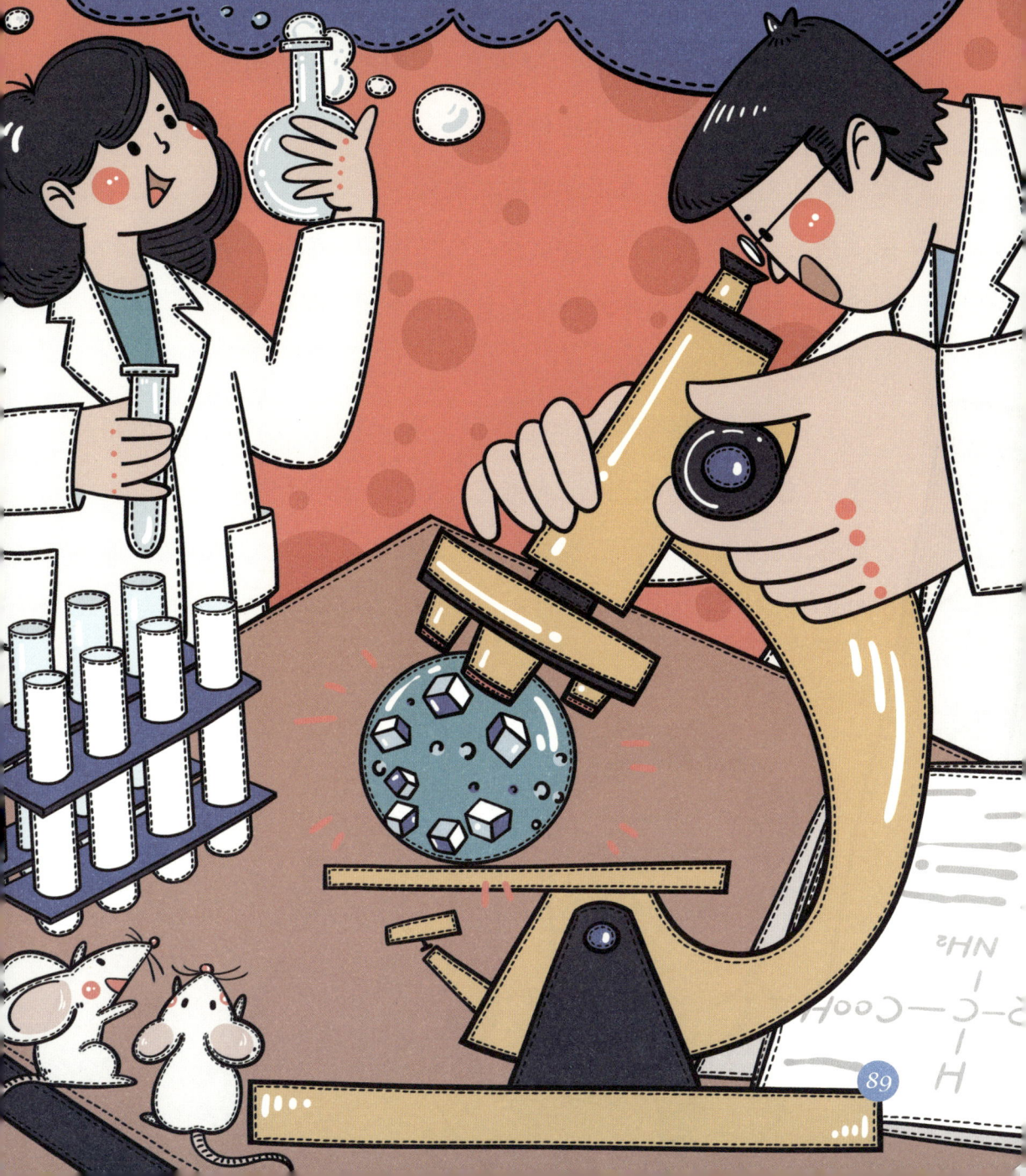

人工合成牛胰岛素

20 世纪 50 年代末至 60 年代初的中国，正处于科学技术自主发展的关键转型期。当国际社会对新中国实施技术封锁时，这种外部压力反而催生出科研工作者"自力更生"的创新决心。1956 年，国家《1956—1967 年科学技术发展远景规划》将"蛋白质化学与合成"列为重点攻关领域。1958 年，中国科学院上海生物化学研究所、上海有机化学研究所和北京大学化学系的科研人员敏锐捕捉到国际生物学界"人工合成生命大分子"的研究趋势，彼时美国加州大学伯克利分校正尝试合成核糖核酸，苏联科学院也启动了多肽合成计划，而中国科学家选择的牛胰岛素合成课题，在分子复杂度上更具挑战性。

在上海生物化学研究所实验室里，第一代科研工作者面对的是近乎空白的研究基础：国内尚未建立氨基酸规模化生产体系，连合成鉴定所需的苯异硫氰酸酯都需从煤焦油中提炼。1952 年，团队骨干曹天钦从英国剑桥学成归国，带回的不仅是桑格的胰岛素

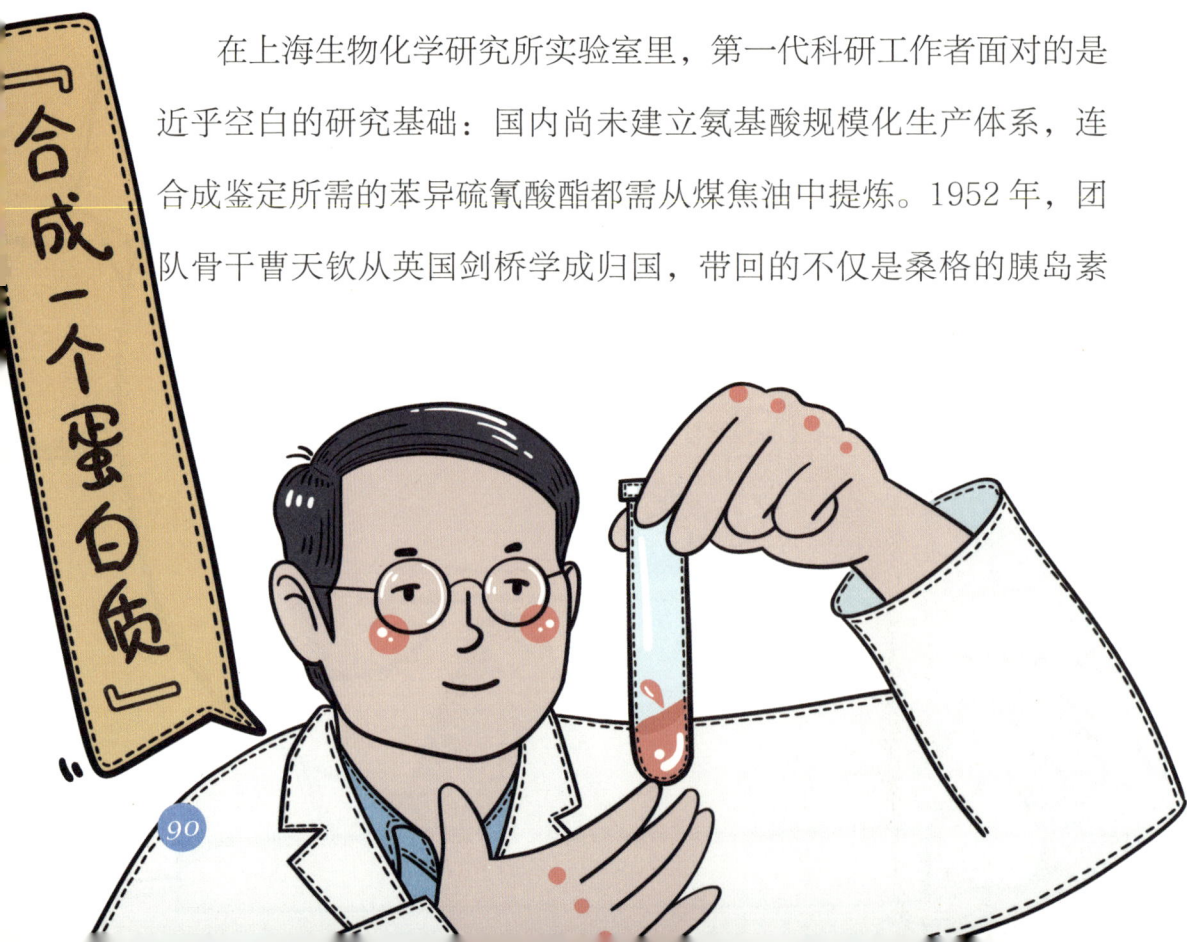

"合成一个蛋白质"

测序图谱，还有一台珍贵的"氨基酸分析仪"——这台设备在当时全国仅有两台，被科研人员称为"比黄金更贵重的宝贝"。为解决实验耗材短缺问题，北京大学化学系的师生们曾自制玻璃层析柱，用食堂蒸锅改造减压蒸馏装置，在极其简陋的条件下展开科学探索。

国际竞争的紧迫感贯穿研究全程。1955 年，美国科学家文森特·迪维尼奥（Vincent DuVigneaud）因合成多肽激素——催产素而获得诺贝尔化学奖，这一成果体现了国际上在生物化学领域的进展。中国科学家意识到：必须在蛋白质全合成领域实现"从0到1"的突破。当时，中国科学院副院长竺可桢亲自过问项目进展，在物资调配方面给予特殊支持——为保证实验用兔的营养，甚至动用了国家特批的黄豆配额。这种举全国之力的科研组织模式，在当时的大科学项目中颇具特色。

科研人员正在制备合成胰岛素用的氨基酸

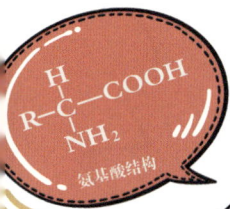

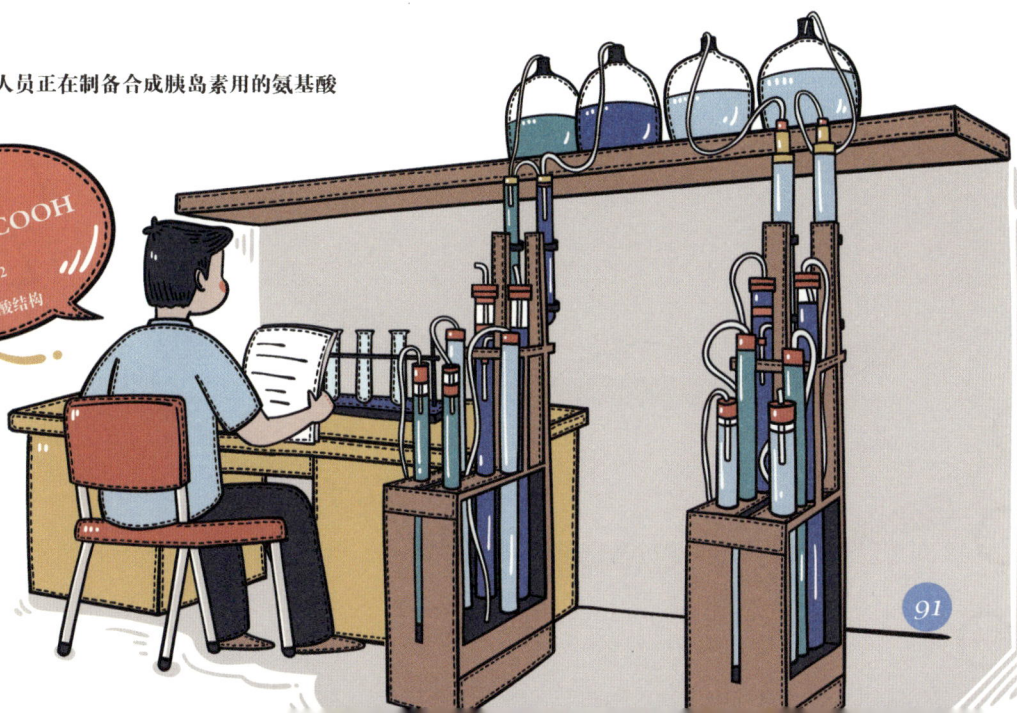

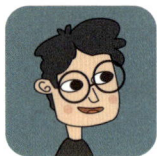

英国科学家桑格率先于 1955 年揭示了牛胰岛素的全部氨基酸序列，但是想要人工合成全分子牛胰岛素依旧非常困难。首先是合成胰岛素所需要的原材料——氨基酸，当时几乎不可能进口到高纯度的氨基酸。中国学者攻关建立起自己的氨基酸合成工厂，为项目研究提供了原材料保障。其次是需要选定最佳的合成路线，经过大量实践，最终确定了天然胰岛素的拆合方案，即：先把胰岛素的 A 链与 B 链拆开，探索出将两条链合在一起的方法；成功后再分别合成两条链，进而将它们合在一起成为人工合成的胰岛素。

牛胰岛素由AB链通过二硫键连接而成

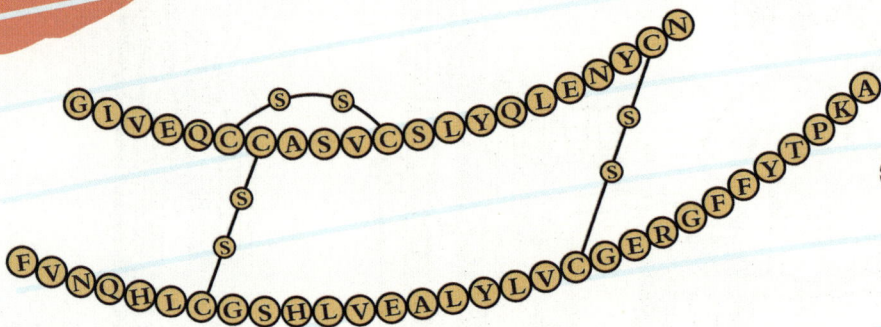

第一步进展非常顺利，仅仅用了不到一年的时间，邹承鲁领导的小组就完成了天然胰岛素的拆合工作。有关方面随即集中了五家研究所的科研队伍进行"大兵团作战"。但分别合成 A 链与 B 链困难重重，研究陷入停滞。直至 1963 年，中国科学院上海生物化学研究所、上海有机化学研究所和北京大学三家单位重启合作，上海生物化学研究所合成 B 链，上海有机化学研究所和北京大学合作合成 A 链。很快，A 链和 B 链相继成功合成，后经团队不分昼夜的科研攻关，终于在 1965 年完成了 A 链与 B 链的人工全合成实验。中国科学家合成的胰岛素具有与天然胰岛素相近的生物活性。

人工合成的经验加速了胰岛素生产的工业化进程。20 世纪 70 年代，上海生物制品研究所基于半合成技术路线，将猪胰岛素改造为人胰岛素，使过敏反应率从 15% 降至 3%；1998 年，中国科学家利用基因工程技术，在大肠杆菌中表达人胰岛素原，实现了年产 10 吨级的规模化生产，彻底改变了依赖进口的局面。从实验室里的分子设计到百姓药箱中的救命药物，牛胰岛素合成的故事完美诠释了基础研究向产业转化的科学逻辑。

邹承鲁领导的工作小组在做胰岛素A、B链拆合

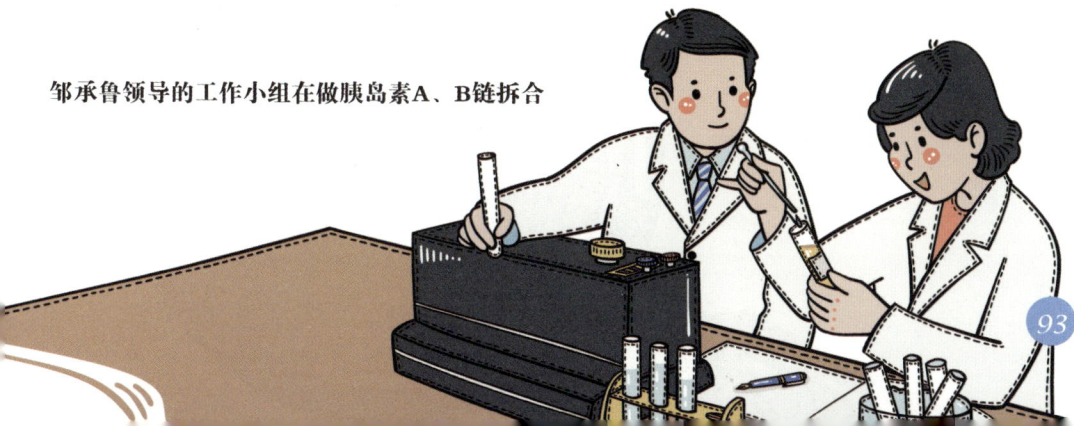

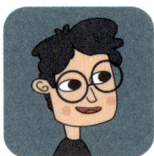

诺贝尔奖级别的成果

结晶牛胰岛素成果鉴定会堪称国内科学史上的经典时刻：来自全国生物化学、有机化学、医学等领域的权威学者以及相关部门的代表组成评审团，通过纸层析、电泳、酶解分析等多项检测，确认合成胰岛素的氨基酸序列、空间结构与天然产物一致。验证了氨基酸通过肽键连接形成蛋白质的化学合成方法，解决了合成过程中的序列排列、折叠等关键技术问题。更具说服力的是生物活性实验，结果表明人工合成的结晶牛胰岛素的降糖效果达到天然胰岛素的 80% 以上（后续优化后接近 100%）。鉴定结论确认中国在世界上首次成功实现了蛋白质的全人工合成，这一成果处于国际领先水平。该研究为探索生命起源、蛋白质结构与功能的关系提供了重要依据，推动了生物化学、分子生物学等学科的发展。

人工合成
牛胰岛素

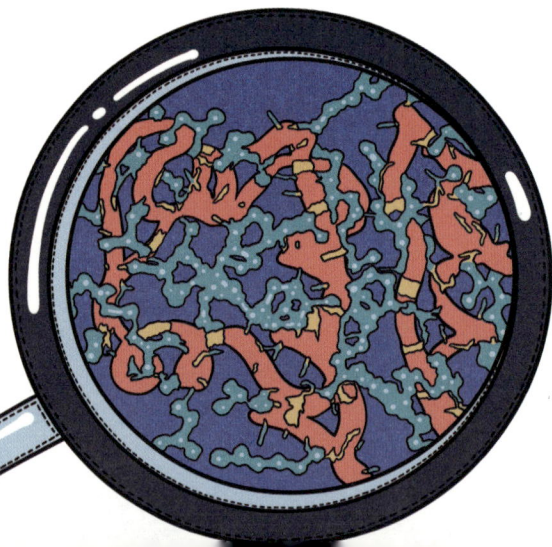

人工合成结晶牛胰岛素这一成果于 1966 年在《中国科学》发表，并通过国际学术渠道引起关注，被视为具有诺贝尔奖级别的科学突破。英国《自然》杂志在专题评述中指出："中国科学家成功合成牛胰岛素，标志着人类在理解生命本质的进程中迈出了关键一步。这一工作的意义不仅在于合成了具有生物活性的蛋白质，更在于证明了复杂分子可以通过可控的化学过程构建。"

进入 20 世纪 70 年代，随着中国与国际学术交流的逐步恢复，科学界开始关注该成果的国际认可问题。1978 年，诺贝尔奖评审委员会曾通过非正式渠道了解该研究，但因信息沟通、成果归属界定等问题，未能进入正式提名阶段，但人工合成牛胰岛素承载的科学意义和民族精神价值已被历史铭记，成为中国科技自主创新道路上的重要坐标。

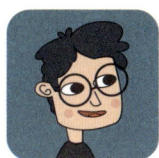

促进胰岛素发展的相关技术成果

在结晶牛胰岛素合成之后，固相多肽合成技术得到了进一步发展和完善。科学家们不断探索新的合成策略和方法，提高了多肽合成的效率，使合成更复杂的多肽和蛋白质成为可能。如今，自动化的多肽合成仪已经广泛应用，能够快速、高效地合成各种多肽序列。同时，液相合成方法也在不断改进，与固相合成相结合，为多肽和蛋白质的合成提供了更多选择。相关技术也为蛋白质结构与功能关系的研究提供了重要的范例。后续的研究借助更先进的技术手段，如 X 射线晶体学、核磁共振、冷冻电镜等，对胰岛素及其他蛋白质的三维结构进行了更精确的解析，深入了解了蛋白质的折叠、构象变化以及与配体的相互作用机制。这些研究不仅有助于揭示生命活动的基本原理，也为药物设计和开发提供了重要的结构基础。

结晶牛胰岛素的合成成功，为胰岛素的大规模生产和临床应用奠定了基础。胰岛素类似物通过对胰岛素分子进行结构修饰，改善了胰岛素的药物代谢动力学特性，使其能够更精准地模拟生理胰岛素的分泌模式，更好地控制血糖水平，提高糖尿病患者的生活质量。

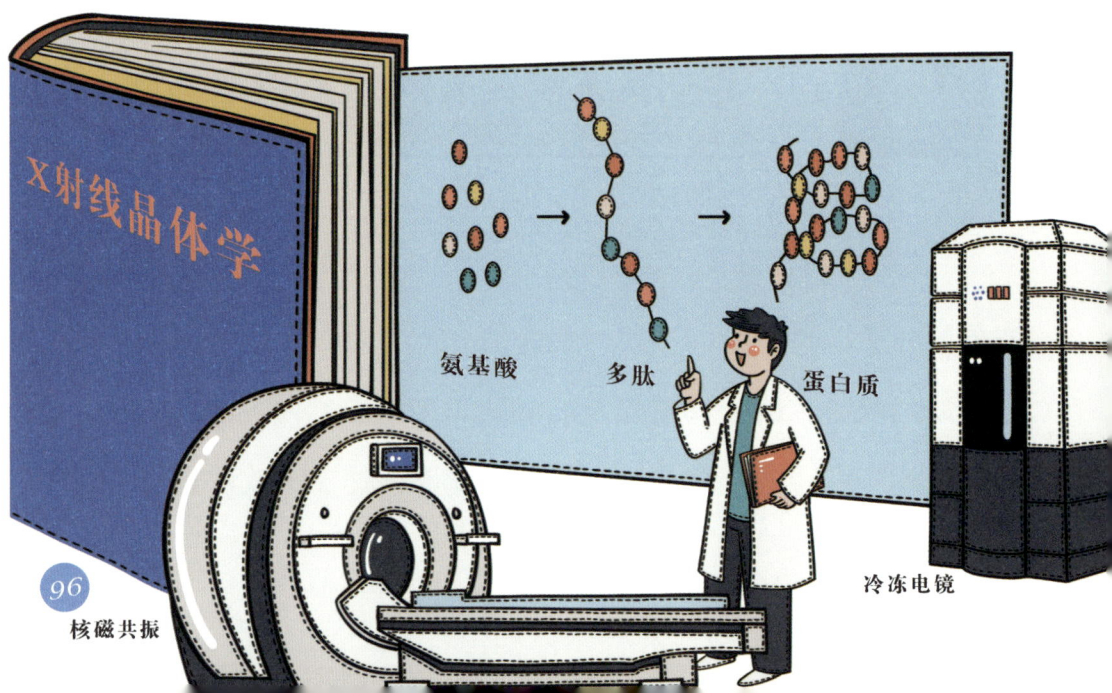

X 射线晶体学

氨基酸　　多肽　　蛋白质

冷冻电镜

核磁共振

近年来，科学家致力于解决胰岛素传统注射方式带来的不便与患者依从性问题。纳米技术的崛起为胰岛素给药开辟了新路径，科研人员尝试给胰岛素穿上纳米"保护衣"，借助脂质体、纳米粒、微球、微囊等载体，有效减少胃肠道环境对胰岛素的破坏与降解，促进其在体内的有效吸收，极大地推动了胰岛素口服给药的研究进程。其中，部分纳米载体在动物实验与早期临床试验中展现出良好效果，为糖尿病患者摆脱频繁注射的困扰带来希望。与此同时，微针贴片技术成为研究热点，它能在皮肤表面创建微米级、暂时性孔道，助力胰岛素类药物透过皮肤吸收进入血液发挥降糖功效。

在发展中国家，人工合成胰岛素的大规模、低成本生产，极大地提高了胰岛素的可及性，让更多患者能够负担得起救命药物，对改善这些地区糖尿病患者的生存状况、降低死亡率发挥了关键

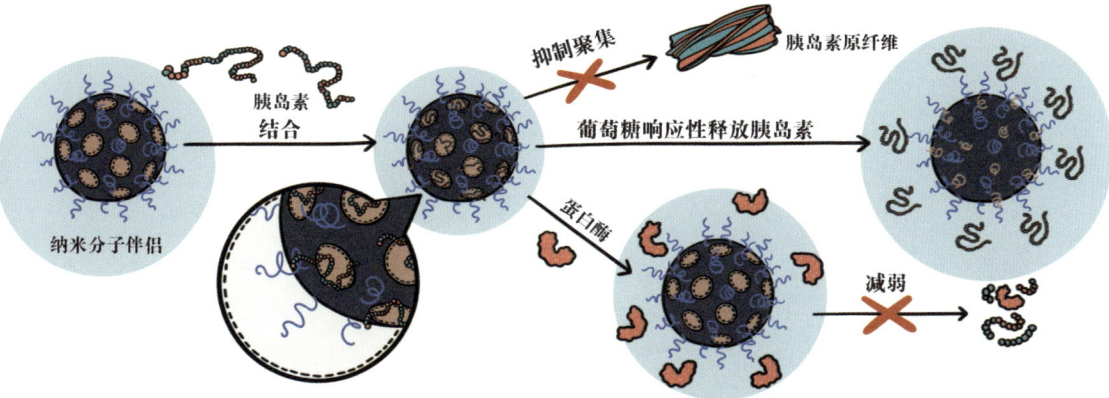

纳米分子伴侣负载和保护胰岛素单体，抑制其错误聚集，减弱其被蛋白酶降解的程度，葡萄糖响应性释放胰岛素的示意图

作用。人工合成胰岛素在技术革新、临床应用与学术研究等多方面成果斐然，其世界影响从医疗健康领域辐射至经济产业、科学研究等多个维度，持续推动着全球糖尿病防治事业的进步，彰显出这一伟大科学成就跨越时空的持久生命力与变革力量。

现阶段人类可以永生吗？

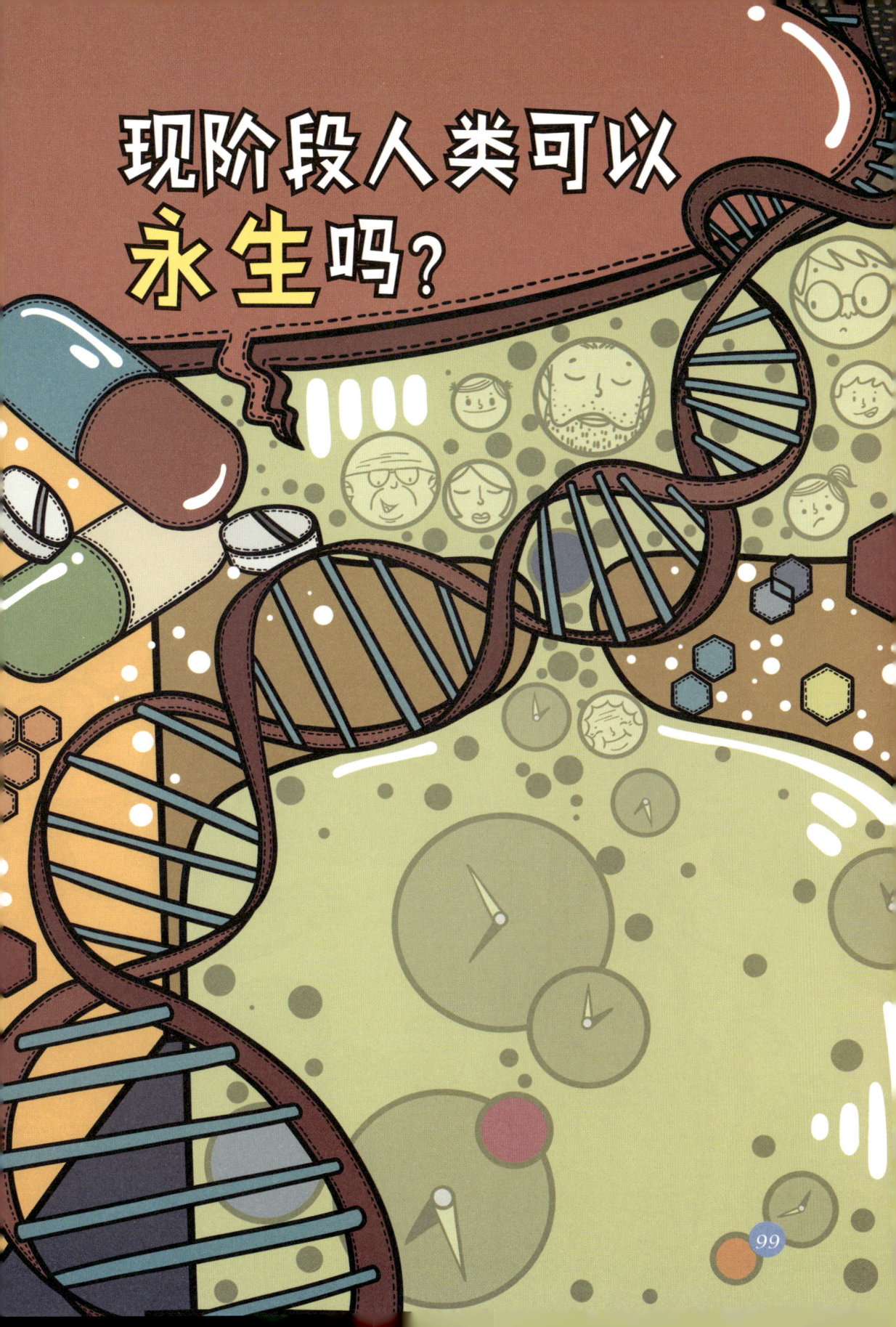

很多功成名就的大人物，都有一个共同的梦想，那就是渴望着长生不老，永远活在人世间。古代中国的许多皇帝和贵族都对永生充满了渴望。他们尝试通过各种方法来实现这一目标，包括炼制丹药、修行道法、寻求灵丹妙药等。但无一例外都失败了。

秦始皇是历史上非常著名的追求永生的皇帝之一。他派人寻访世界各地，希望能找到长生不老的仙丹。他甚至派遣方士到海外寻求长生不老的秘方。然而，这些努力并未实现永生的目标，秦始皇年仅 50 岁就去世了。

看来，想长生不老是不可能的。

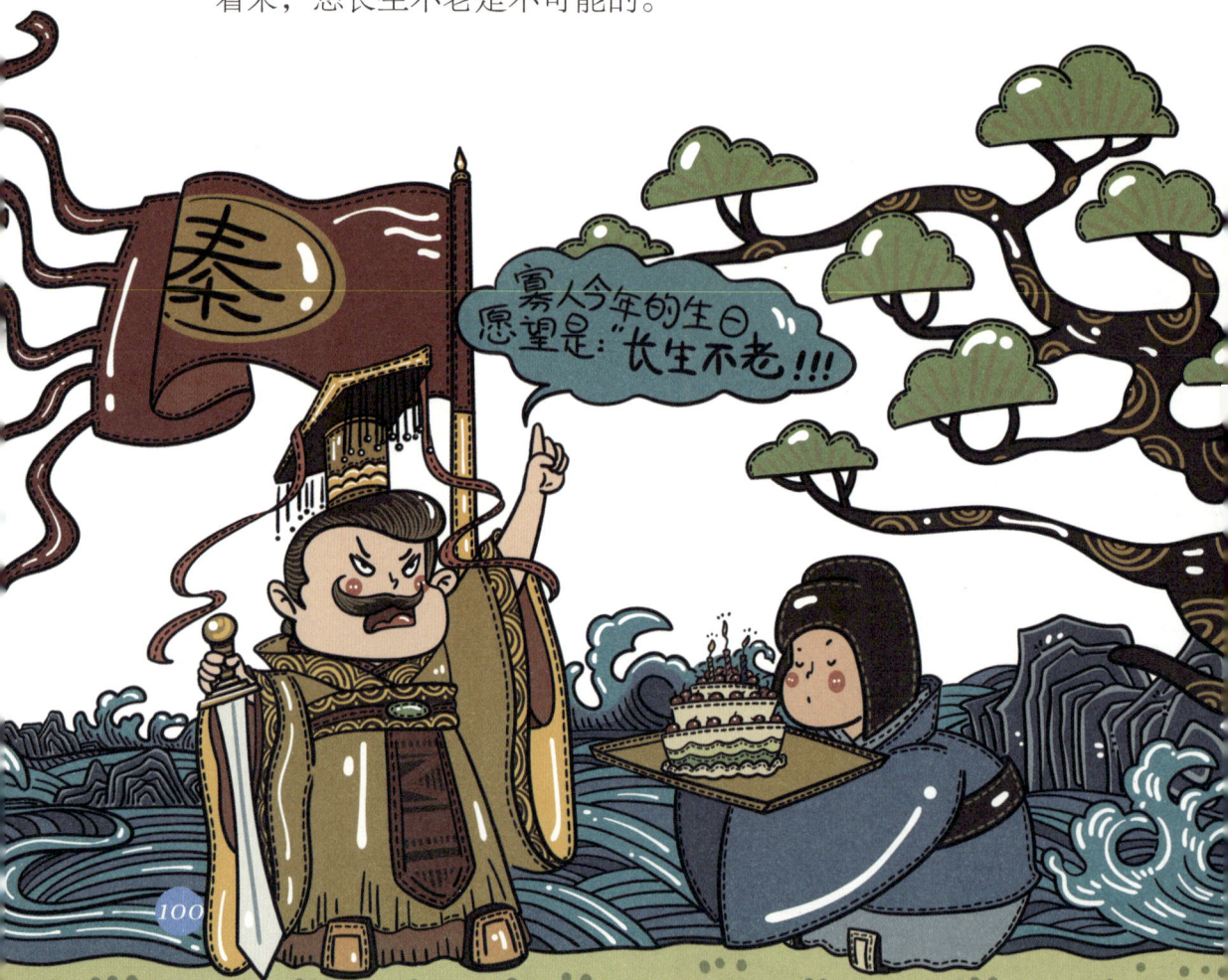

寡人今年的生日愿望是："长生不老！！！"

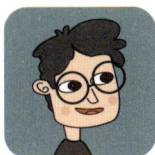

人最多能活多少岁？

关于人类的寿命，科学家通过对一些现象的观察，进行了推测估算。下面是几道应用题，我们一起算算吧！

已知人类属于哺乳动物，一般哺乳动物的寿命是性成熟期的 8~10 倍，人类的性成熟期为 14~15 年，求人类的寿命可达多少年？

已知哺乳动物的寿命约为生长期的 5~7 倍，人的生长期为 20~25 年，求人的预期寿命可以达到多少年？

已知人类属于脊椎动物，脊椎动物正常体细胞的分裂次数都有一个极限，人类体细胞分裂次数约为 50 次，每次分裂后更新周期为 2.5 年，由此算出人类的极限寿命是多少？

同学们算出结果了吗？答案分别是：112~150 年；100~175 年；125 年。

人是大自然的产物，人类的寿命极限存在一个大概的范围。哪个范围更靠谱呢？根据目前《吉尼斯世界纪录》官方认证，寿命最长的人叫珍妮·卡尔芝，她 1875 年生于法国，1997 年与世长辞，寿命是 122 岁零 164 天，跟第三种结果比较接近。

想要搞明白我们的寿命为什么会有极限，那就要面对一个问题——衰老。我们的长辈一般都是因为逐渐变老，最终离开我们。衰老是生物体在生命过程中，随着年龄增长而发生的全身各组织、器官功能减退和稳态下降的过程。衰老是与寿命极限最相关的一种生物进程。而且，衰老是无法避免的。从整体考虑，人们提出了以下几种关于衰老的假说。

正常的免疫系统能够消灭入侵的病原体，同时维持自身组织功能和结构的稳定，发挥抗衰老的作用。"衰老－免疫假说"认为，随着年龄的增长，人体免疫系统的功能逐渐下降，导致机体对外界环境和疾病的防御能力降低，易于发生感染和疾病，导致衰老。

人体的内分泌系统调节着人的生长、发育、成熟和衰老等一系列生命过程，主要是通过内分泌腺分泌的激素来完成。"衰老－内分泌假说"提出，随着年龄的增长，各个内分泌腺体的分泌功能减弱，进而影响机体抵抗衰老的能力。

"衰老－代谢废物假说" 认为体内各种代谢废物的积累是导致衰老的原因。随着年龄的增长，机体功能下降，既不能将代谢废物及时排出，又不能将代谢

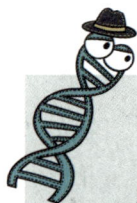

内分泌系统

内分泌系统是人体内一个重要的调节系统。通过分泌激素，由血液将激素运输到全身各个部位，对机体的代谢、生长、发育和繁殖等多种生理功能进行调节。

废物降解。代谢废物越积越多，占据的空间越来越大，阻碍了细胞的正常生理功能，最终引起衰老。

随着科学的发展，人们对衰老的机制进行了更为深入的研究。同学们都玩过一种小青蛙玩具。通过拧发条提供动力，小青蛙可以蹦蹦跳跳。发条是一种可以伸缩的金属弹簧，随着弹簧变松，小青蛙就会停止跳动。身体中的细胞如果想不断保持分裂，也需要类似的动力，那就是端粒。

端粒是存在于真核细胞线状染色体末端的一小段DNA——蛋白质复合体。DNA每复制一次，端粒都会变短一点。端粒的损耗就如同弹簧在使用过程中逐渐变松，是无法避免的。细胞每分裂一次，端粒就变短一点，一旦耗尽，细胞的更新就终止了。因此，端粒的长度决定了细胞分裂的次数，进而决定人的寿命长短。

关于衰老的假说，除了端粒假说外，还有"自由基假说"和"基因转录或翻译差错假说"等。自由基假说认为，自由基是生物体氧化过程中产生的一种活性极高的中间产物。它可以跟DNA、蛋白质和脂质等大分子物质发生反应，造成DNA断裂、蛋白质变性失活等变化。细胞内有清除自由基的防御系统，但随着年龄的增长，这种反应与防御之间的平衡逐渐被打破。如果把细胞比作工厂，自由基就像是小火苗，是细胞工厂运转不可缺少的动力。但是如果小火苗产生太多，多余的小火苗没有被及时清除也会引发火灾。衰老是由于小火苗的产生和清除失去平衡导致的。

如果把细胞比作城市，DNA 就像是书籍，里面记载着知识。DNA 的复制如同印书，如果印刷过程出现错误，就会导致错误的遗传信息传递。根据错误的知识生产出来的东西，会对细胞带来伤害。还好细胞中有专门的"人"负责纠错，但是随着各种有害刺激积累，出错的次数超过了修复的进度，衰老就发生了。这就是"基因转录或翻译差错假说"。

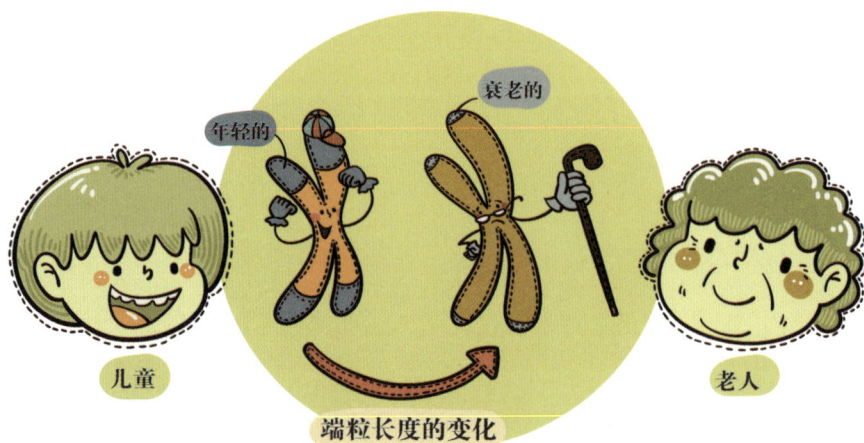

年轻的　衰老的

儿童　端粒长度的变化　老人

同学们都了解达尔文的进化论，他认为生物是在不断进化的，而自然选择是生物进化的动力。以大家最熟悉的长颈鹿为例，脖子长的长颈鹿因为能吃到高处树叶而获得生存优势，这种可遗传的性状通过自然选择得以保留并在种群中逐渐积累。

科学家认为衰老跟长脖子类似，也是一种生命表现。既然地球上绝大多数生物都会衰老，那么衰老应该是符合自然规律的。

从进化生物学的角度来看，个体的无限寿命会挤占后代的生存资源。若该个体意外死亡，其携带的基因信息将永久消失，增加了物种灭绝的风险。因此，生命通常通过繁衍将遗传信息延续，而不是个体的永存。那些违背这一原则的物种，在进化过程中可能已被自然选择所淘汰。

既然生命无法永恒，我们更应该充分利用生命，做好规划，做有意义的事情。就如一句名言："认识死亡，才能更好地把握生命。"

2023年的《Cell》杂志在总结相关假说和研究内容的基础上，综述了衰老的十二个生物学特征，分别是基因组不稳定、端粒损耗、表观遗传改变、蛋白质稳态丧失、巨自噬功能障碍、营养感应失调、线粒体功能异常、细胞衰老、干细胞衰竭、慢性炎症、细胞间通讯紊乱和肠道菌群失调。这些特征需要满足三个前提条件，第一是它们的变化要与年龄相关，第二是有实验证实它们可以加速衰老，第三是通过干预它们可以减缓、停止甚至逆转衰老。

基于以上的一些理论，科学家在模式生物身上取得突破性进展。从研究结果来看，的确可以通过科学技术，在一定范围内延长生命。例如端粒的缩短或延长可以缩短或者延长小鼠的寿命；对衰老细胞进行药理消除可以延长自然衰老小鼠的健康寿命。不过，这些结果对人类是否适合，还需要进行多种临床试验，并进行长时间的观察。

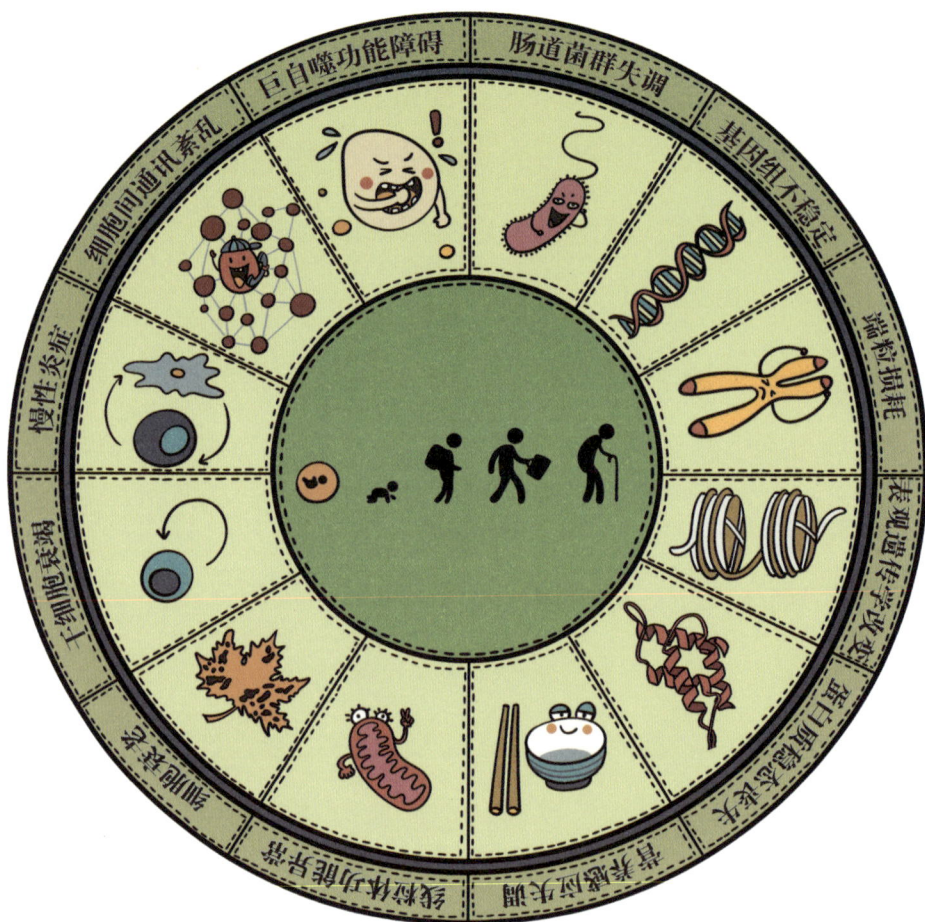

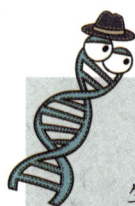

外圈文字（顺时针）：
巨自噬功能障碍　肠道菌群失调　基因组不稳定　端粒损耗　表观遗传学改变　蛋白质稳态丧失　营养物质感知失调　线粒体功能障碍　细胞衰老　干细胞衰竭　慢性炎症　细胞间通讯紊乱

模式生物

　　生物学家通过对选定的生物物种进行科学研究，用于揭示某种具有普遍规律的生命现象，这种被选定的生物物种就是模式生物，如豌豆、线虫、果蝇、斑马鱼、小鼠等。

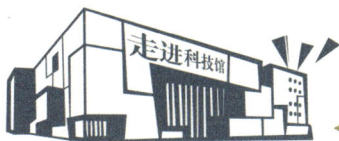

如果你老了

衰老意味着什么？人们往往会说头发变白、牙齿掉光、行动不便、记忆减退，但老了之后到底是什么感觉？

展品"如果你老了"使用 AI 技术帮助我们了解自己老了之后的模样。展品还设有三种互动装置，体会老了后提重物、听声音、看书读报的感觉。衰老会导致全身肌肉功能减退，搬拿物品越来越吃力，就像东西变重了一样；听力、视力等功能也会逐渐减退，经常会有看不清、听不清的感受。除此之外，衰老导致的人体各方面功能减退以及长期积累的身体劳损，也会让不少"老年病"找上门来，比如高血压、冠心病、老年痴呆等。面对注定的衰老，以及衰老带来的生理变化和许多不好的感受，我们该如何应对呢？

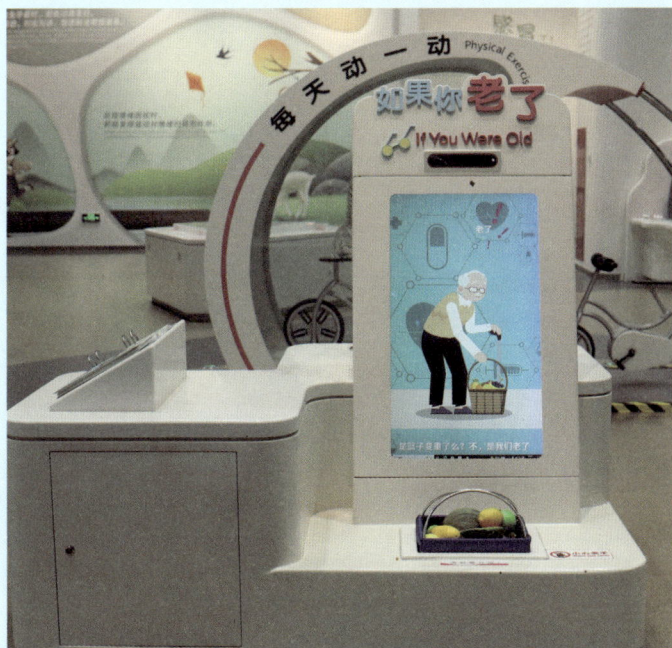

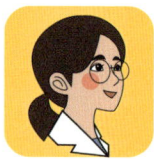

先进的克隆技术

1996年7月5日，英国罗斯林研究所诞生的克隆羊"多莉"，是世界上首例通过体细胞核移植技术获得的哺乳动物。这项突破性技术的基本原理是将供体细胞的细胞核移植到去核卵母细胞中，通过电刺激使两者融合，经过体外培养形成早期胚胎后，再植入代孕母体子宫发育。与传统的胚胎细胞克隆相比，体细胞克隆实现了用成熟细胞"逆转时光"的壮举。

早在1981年，中科院水生生物所就成功克隆出了成年鲫鱼肾脏细胞来源的克隆鱼，比"多莉"羊早了15年，标志着中国在克隆技术领域早期就取得了重要突破。2000年西北农林科技大学培育出体细胞克隆山羊"阳阳"，2017年中科院神经科学研究所更是突破灵长类克隆难题，诞生了世界首例体细胞克隆猴"中中"和"华华"。2022年，中国科学家相继取得两项世界第一：南开大学团队实现机器人全流程自动化克隆猪；北京希诺谷生物科技有限公司培育出世界首例体细胞克隆北极狼"玛雅"。这些成就使中国在克隆技术领域实现了从"跟跑"到"齐跑"再到部分"领跑"的跨越。

然而，克隆技术特别是人体克隆技术，却始终笼罩在伦理道德的争议之下。克隆人挑战了人的尊严，让生命变得像物品一样可以被复制。同时，克隆人还可能带来社会关系的混乱，例如亲子关系的界定、遗传信息的隐私保护等社会问题。即便如此，克隆技术对人类的贡献不可忽视。在生命科学快速发展的今天，克隆技术仍在器官再生、疾病模型构建等领域持续突破，其未来发展必将为人类社会带来更多可能性与思考。

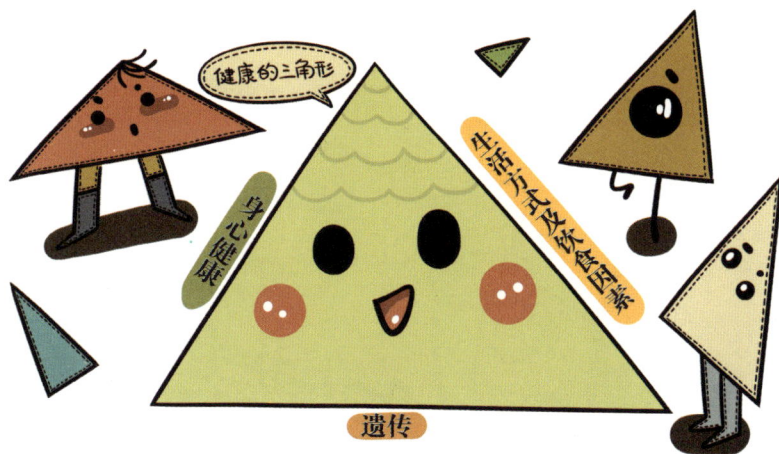

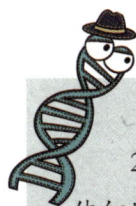

2022年4月，北京大学邓宏魁团队率先在国际上公布了人体细胞化学重编程的研究成果，将人体成熟细胞诱导转变为多潜能干细胞。这一突破意味着，体外环境下，人体成熟细胞能被"逆龄"转化为种子细胞，从而激活细胞的再生能力，为修复受损、病变及衰老细胞开辟了新途径。果然，在2024年9月，邓宏魁团队携手其他研究机构，运用化学重编程技术，成功诱导多能干细胞分化为胰岛细胞，并将其成功移植给一名1型糖尿病患者，实现了临床治愈的效果。该重大成果已在国际顶级期刊《Cell》上发表。

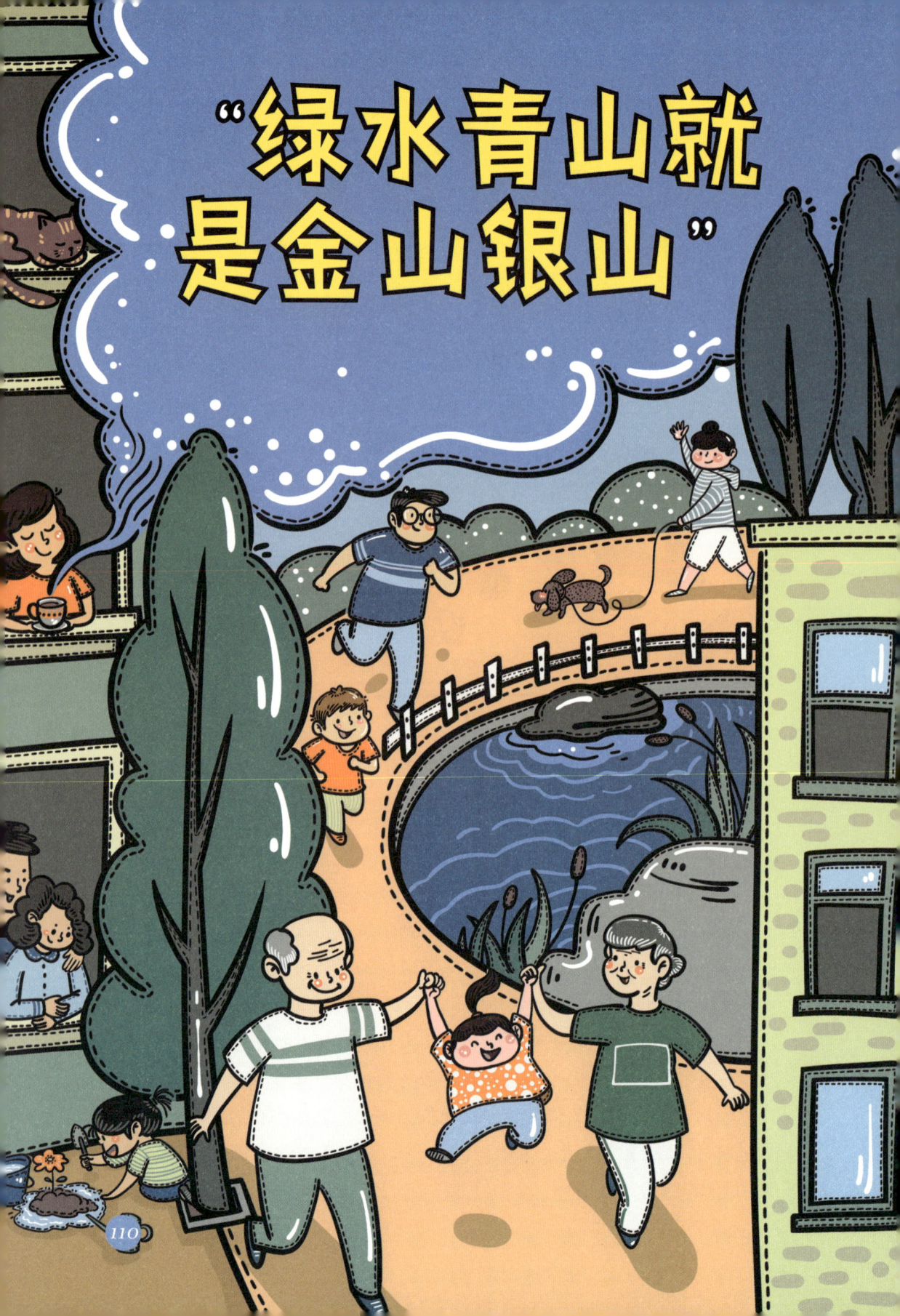

"绿水青山就是金山银山"

同学们读过"孟母三迁"的故事吧。孟轲的母亲为了给孩子选择良好的成长环境，搬了三次家。为什么孟母要这样做呢？因为她深知环境对成长的重要性。常言道"良禽择木而栖"，连鸟儿都知道要选择一个良好的生活环境，何况是人呢？

世间万物的发展都受内外因素影响，健康也不例外。遗传基因与生活方式是内因，家庭环境和室外环境等是外因，它们都对健康起着重要作用。无数事实表明，良好的环境可以促进人身体健康，而恶劣的环境会给人们带来疾病。

有句话比较拗口："最可怕的是你不知道自己不知道。"意思是人最可怕的不是无知，而是不知道自己的无知。知晓环境中哪些有害因素对健康不利，并尽量避免，这才是大智慧。

现在，让我们提升一下自己的认知吧。

上学前，同学们会习惯性看两张表。一张是课程表，一张是天气预报。如果你关注健康，还应该看一看"空气质量指数报表"。

通过报表，我们可以知晓外面的空气质量和污染程度，了解外面的空气可能对健康产生的影响。我们可以

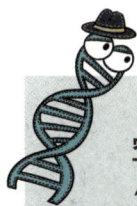

空气质量指数（AQI）

空气质量指数又称空气指数或空气污染指数。根据环境空气质量标准和各项污染物对人体健康、生态、环境的影响，将常规监测的几种空气污染物浓度简化成为单一的形式。

根据自身情况决定是否出门，并及时做好防护措施。人可以短时间内不吃不喝，但是不能不呼吸空气。如果空气中混入过多有害物质，并随呼吸不断被吸入肺部，这些有害物质就会通过血液遍布全身，直接危害人体健康。

大气污染是人类面临的主要环境污染问题之一。随着人类生产生活的聚集，化石燃料的高强度使用，使得大量有害物质进入大气，造成局部空气中污染物浓度升高，无法及时稀释和扩散，引发空气质量下降。目前已经被认定的大气污染物有100多种。总体来说，可以分为两种：气溶胶态污染物和气态污染物。

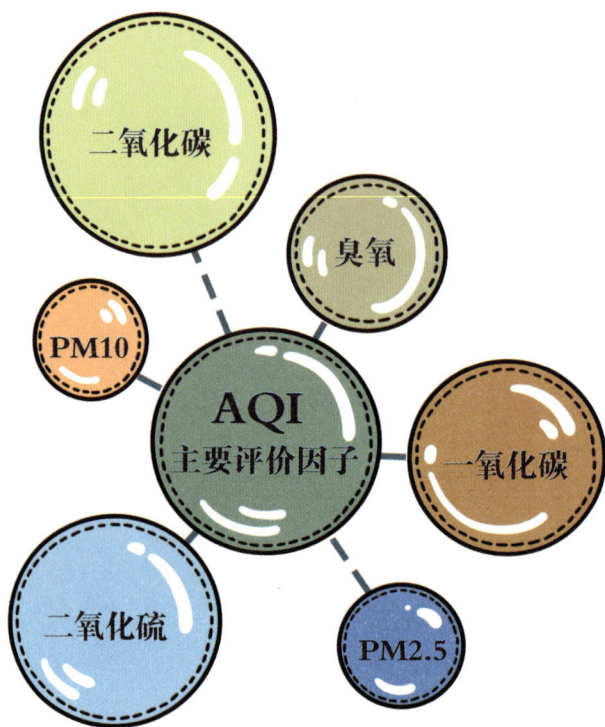

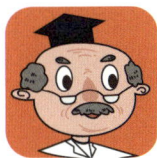

PM2.5 是指直径小于等于 2.5 微米的细颗粒物，属于气溶胶态污染物。在过去的十几年中，PM2.5 严重影响了我们的生活和健康。

它身材非常小，质量非常轻，还会吸附一些有毒有害物质，比如重金属和微生物等。它在大气中存在的时间长，漂流距离远，一旦被人体吸入，可以直接通过肺部进入血液。长期接触 PM2.5，人们更容易患心脑血管疾病、神经系统疾病和癌症。它还会影响成人的生育能力，还可能影响胎儿的正常发育。

臭氧是一颗"冉冉升起的新星"。同学们知道臭氧是"地球卫士"，能吸收紫外线，保护地球生物圈。那它为什么又变身"健康杀手"了呢？这就要提到气态污染物的二次污染了。

气态污染物指的是以分子状态存在的污染物，主要来源于燃料的燃烧。一次污染物在多种因素作用下发生变化形成二次污染物，其中比较著名的是"光化学烟雾"。臭氧是光化学烟雾的主要成分，会刺激呼吸道黏膜和肺。长时间暴露在高浓度臭氧环境下，

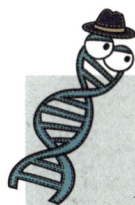

光化学烟雾
一次污染物在阳光（紫外光）作用下发生光化学反应生成二次污染物，后与一次污染物混合所形成的有害浅蓝色烟雾。

可能会引发肺炎、慢性阻塞性肺病、哮喘、变应性鼻炎和其他呼吸系统疾病。

大气污染主要源于人类的生产生活。目前比较突出的问题是汽车尾气排放。我们提倡同学和家长绿色出行，为建设绿色、和谐、有序的环境贡献一份力量。

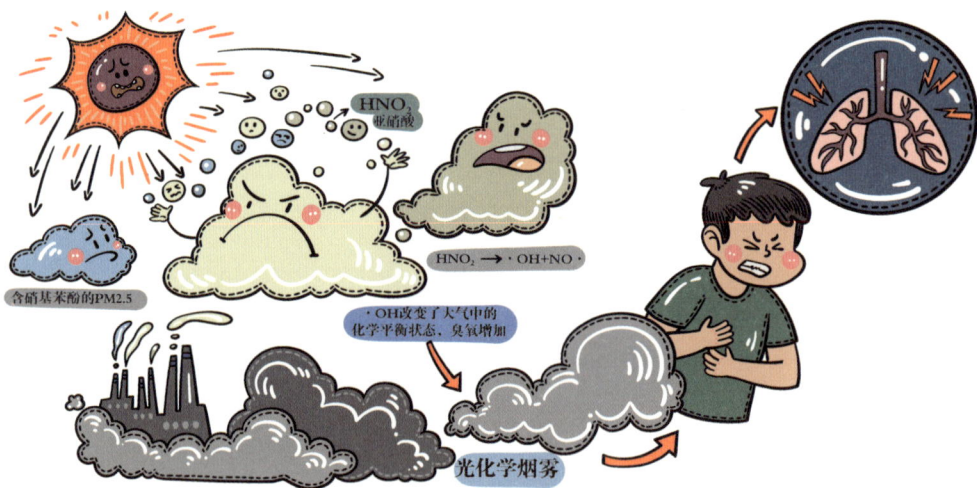

含硝基苯酚的PM2.5

HNO₂ 亚硝酸

HNO₂ → ·OH+NO

·OH改变了大气中的化学平衡状态，臭氧增加

光化学烟雾

我们身边还有一类有害因素，不像大气污染物那样看得见、闻得到。这个"坏家伙"来无影、去无踪。它出现时会让你很难受，离开后又不留痕迹。如果你过分抱怨，还可能被人说"矫情"。这个坏家伙就是噪声。

凡是干扰我们休息、学习和工作的，让我们感到厌烦的声音都是噪声。噪声对健康有很多不良影响，会使人产生头晕、头痛、耳鸣、多梦、心慌和记忆力减退等症状，还可能引起循环系统、消化系统、内分泌系统疾病。噪声刺激可能导致孕妇早产或者流产，使新生儿体重偏低。长期工作在噪声环境中的人容易得胃溃疡，视力也容易下降。平时我们接触的噪声主要来源于生活，我们每个人都有能力去控制它。例如把看电视、听广播的声音调低；提醒父母不要在不必要的情况下按喇叭；请爷爷奶奶把广场舞的音响音量调低，中午和晚上不在室内蹦跳打闹、弹钢琴和唱歌等。让我们从自身做起，让这个无形的"杀手"无处遁形。

现代人越来越宅，喜欢在室内活动。室内的确能给人带来安全感，还能抵御严寒酷暑。现代人平均有80%的时间是在室内度过的，而婴幼儿和老人在室内的时间可能高达95%。

随着社会的发展，大量新型建筑材料、装饰品、日用化学品以及家用电器进入到室内，使得室内环境污染物的来源和种类越

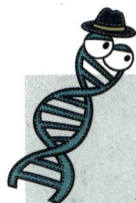

不良建筑物综合征

某些建筑物由于空气污染、空气交换率很低，以致在该建筑物内活动的人群产生了一系列自觉症状，而离开了该建筑物后，症状即可消退。

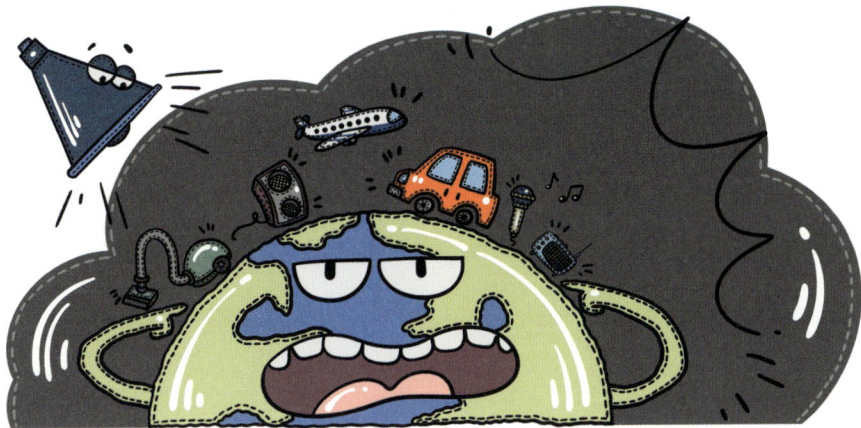

来越多。室内空气污染对人体的影响愈发严重，甚至出现了不良建筑物综合征。

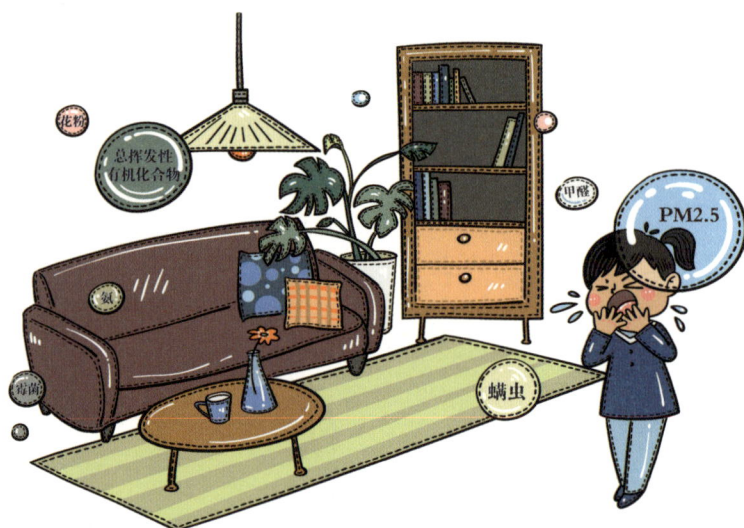

室内空气污染有几个特点：

● 隐蔽性强。

● 多种污染物混合在一起，情况非常复杂。

● 人体接触时间长，容易慢性中毒。

最常见的化学污染物包括甲醛和氨。甲醛是致癌物，氨对皮肤和呼吸道有刺激作用。而生物污染物，比如螨虫，可以导致儿童出现过敏性哮喘、过敏性鼻炎和皮炎。

如果想把这个"杀手"赶出门，坚持通风是最有效的方法。此外，还可以尽量选择简单的生活方式、环保的材料和使用空气净化机。

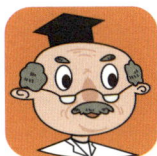

如何利用光来控制血糖？

"你相信光吗"？这句网络流行语，同学们一定很熟悉。漫画中的英雄代表着光，象征着保卫世界、维护和平的精神。但你们知道吗？光也能污染环境，成为危害健康的杀手。

我们的生活、工作和学习都离不开光的照射。如果没有节制地使用光，也会污染环境，影响人类和动植物的健康。阳光照射在建筑物表面反射出的耀眼光亮属于白亮污染；广告灯和霓虹灯在夜晚闪烁夺目，让夜晚亮度过高，属于人工白昼污染；娱乐场所安装的五颜六色的彩色光源属于彩光污染。光污染会让人的视网膜和虹膜受到损害，影响视力。这是导致同学们近视的主要原因之一。光污染还会使人神经衰弱、生物钟紊乱，影响正常的生物节律，进而引发很多其他健康问题。

光明虽然是我们向往的，但也要合理利用。我们应采用节能、环保的灯具，保护自然黑暗，避免过度照明。

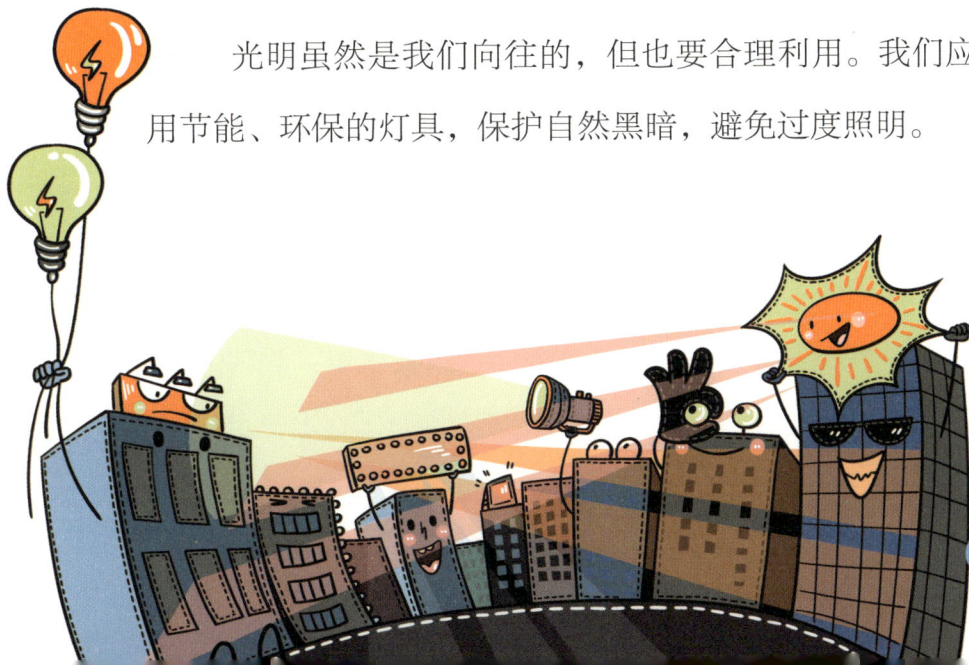

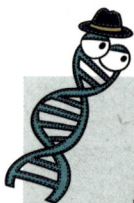

生物钟

生物体内的一种无形的"时钟"，实际上是生物体生命活动随着时间的变化而表现出的内在节律性。

军事科学院军事医学研究院的李慧艳研究员与张学敏研究员共同揭示了大脑中"实体化"生物钟的存在。他们发现，大脑生物钟的核心——视交叉上核的神经元上，生长着类似"天线"的初级纤毛，这些纤毛每24小时会经历一次伸缩变化，宛如生物钟的实体指针，通过其周期性活动调控机体的生物钟。这一"实体化"生物钟的发现，对于深入探究生物钟的构造及其分子机制具有重大意义，同时也为新药研发开辟了全新的途径。该研究成果因此荣获2023年度"中国科学十大进展"之一的殊荣。

环境对健康的不良影响，除了上述内容，还有水污染、土壤污染、放射性污染、电磁污染等。

目前，环境对健康的影响已经引起我们国家的高度重视。2016年的《"健康中国2030"规划纲要》提出将建设健康环境作为建设健康中国的重点内容，提出实施最严格的生态环境保护制度，加强影响健康的环境问题治理。

在我们的共同努力下，我国成为全球大气质量改善速度最快的国家；我国水质总体水平已经接近发达国家水平；我国的森林覆盖率接近1/4，是全球森林资源增长最多、人工造林面积最大的国家。

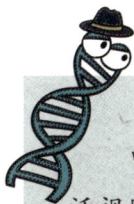

中国科学技术大学的薛天教授团队研究发现，光能够激活视网膜上的自感光神经节细胞（ipRGC），并通过视神经传递至下丘脑和延髓的一系列神经核团。这一信号最终经由交感神经作用于外周的棕色脂肪组织，进而影响机体的血糖代谢能力。该成果解答了"光如何调控血糖代谢"的谜团，开辟了光感受在生命过程调控中的新功能领域，为应对光污染引发的糖代谢紊乱问题提供了坚实的理论依据。因此，这一研究被评选为2023年度"中国科学十大进展"之一。

地球是我们共同生活的家园，保护环境不仅是一项任务，更是一种责任。围绕在我们身边的每抹绿意，都是大自然赋予的无价之宝。让我们成为"绿水青山"的守护者。

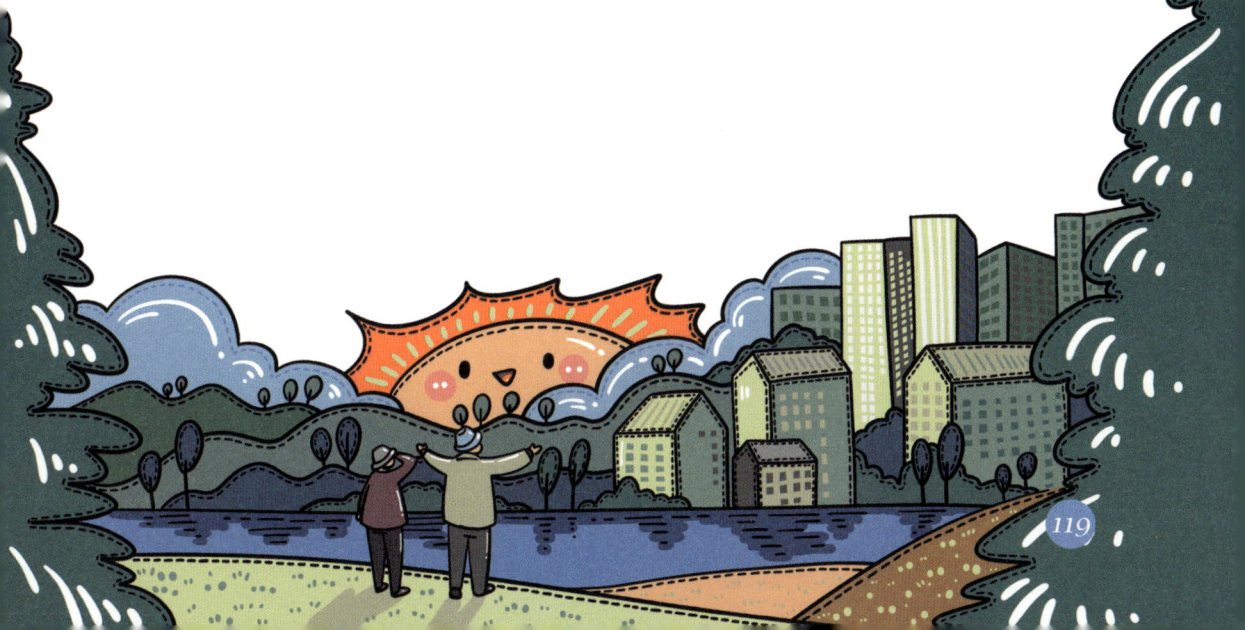